Kohlhammer

Die Autorin

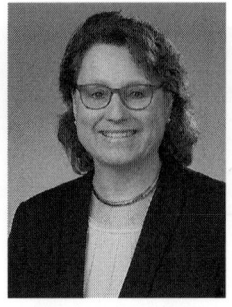

Dr. med. Heike A. Kahla-Witzsch, MBA ist Fachärztin für Urologie und für Ärztliches Qualitätsmanagement sowie Risikomanagerin.

Weitere Veröffentlichungen der Autorin im Verlag W. Kohlhammer:

- Heike A. Kahla-Witzsch/Olga Platzer (2018): Risikomanagement für die Pflege. Ein praktischer Leitfaden. 2., überarbeitete Auflage. 978-3-17-031983-7
- Heike A. Kahla-Witzsch (2009): Praxiswissen Qualitätsmanagement im Krankenhaus. Hilfen zur Vorbereitung und Umsetzung. 2., überarbeitete und erweiterte Auflage. 978-3-17-020540-6
- Heike A. Kahla-Witzsch, Thomas Geisinger (2004): Clinical Pathways in der Krankenhauspraxis. Ein Leitfaden. 978-3-17-017501-3
- Heike A. Kahla-Witzsch/Alexandra Jorzig/Bruno Brühwiler (in Vorbereitung): Das sichere Krankenhaus. Leitfaden für das klinische Risikomanagement. 978-3-17-021611-2

Foto @ Anne Simon (www.fotografie-anne.de)

Heike Anette Kahla-Witzsch

Zertifizierung im Krankenhaus nach DIN EN ISO 9001:2015 und DIN EN 15224:2017

Ein Leitfaden

4., erweiterte und überarbeitete Auflage

Verlag W. Kohlhammer

Für Alexandra und Sophie

Dieses Werk einschließlich aller seiner Teile ist urheberrechtlich geschützt. Jede Verwendung außerhalb der engen Grenzen des Urheberrechts ist ohne Zustimmung des Verlags unzulässig und strafbar. Das gilt insbesondere für Vervielfältigungen, Übersetzungen, Mikroverfilmungen und für die Einspeicherung und Verarbeitung in elektronischen Systemen.

Die Wiedergabe von Warenbezeichnungen, Handelsnamen und sonstigen Kennzeichen in diesem Buch berechtigt nicht zu der Annahme, dass diese von jedermann frei benutzt werden dürfen. Vielmehr kann es sich auch dann um eingetragene Warenzeichen oder sonstige geschützte Kennzeichen handeln, wenn sie nicht eigens als solche gekennzeichnet sind.

Es konnten nicht alle Rechtsinhaber von Abbildungen ermittelt werden. Sollte dem Verlag gegenüber der Nachweis der Rechtsinhaberschaft geführt werden, wird das branchenübliche Honorar nachträglich gezahlt.

4., erweiterte und überarbeitete Auflage 2019

Alle Rechte vorbehalten
© W. Kohlhammer GmbH, Stuttgart
Gesamtherstellung: W. Kohlhammer GmbH, Heßbrühlstr. 69, 70565 Stuttgart
produktsicherheit@kohlhammer.de

Print:
ISBN 978-3-17-034615-4

E-Book-Formate:
pdf: ISBN 978-3-17-034616-1
epub: ISBN 978-3-17-034617-8
mobi: ISBN 978-3-17-034618-5

Für den Inhalt abgedruckter oder verlinkter Websites ist ausschließlich der jeweilige Betreiber verantwortlich. Die W. Kohlhammer GmbH hat keinen Einfluss auf die verknüpften Seiten und übernimmt hierfür keinerlei Haftung.

Inhalt

1	Vorwort zur 4. Auflage		7
2	Einführung in die Normenwelt		11
	2.1	Die DIN EN ISO 9000-Familie	11
		2.1.1 Grundsätze des Qualitätsmanagements	12
		2.1.2 Die DIN EN ISO 9001:2015	13
		2.1.3 DIN EN 15224:2017	16
		2.1.4 Der prozessorientierte Ansatz	19
		2.1.5 Risikobasiertes Denken	20
		2.1.6 Interessierte Parteien	21
		2.1.7 Wissen	22
	2.2	Was ist ein Qualitätsmanagementsystem?	22
		2.2.1 Was bedeutet Zertifizierung?	23
		2.2.2 Was bedeutet Akkreditierung?	25
3	Anforderungen der DIN EN ISO 9001:2015 und DIN EN 15224:2017 – Hinweise zur Nutzung des Leitfadens		27
4	Kontext der Organisation		29
	4.1	Verstehen der Organisation und ihres Kontextes	29
	4.2	Verstehen der Erfordernisse und Erwartungen interessierter Parteien	33
	4.3	Festlegung des Anwendungsbereichs des Qualitätsmanagementsystems	36
	4.4	Qualitätsmanagementsystem und seine Prozesse	40
5	Führung		45
	5.1	Führung und Verpflichtung	45
	5.2	Politik	52
	5.3	Rollen, Verantwortlichkeiten und Befugnisse in der Organisation	56
6	Planung		60
	6.1	Maßnahmen zum Umgang mit Risiken und Chancen	60
	6.2	Qualitätsziele und Planung zu deren Erreichung	64
	6.3	Planung von Änderungen	67

7	Unterstützung		71
	7.1	Ressourcen	71
	7.2	Kompetenz	83
	7.3	Bewusstsein	88
	7.4	Kommunikation	91
	7.5	Dokumentierte Information	95
8	Betrieb		104
	8.1	Betriebliche Planung und Steuerung	104
	8.2	Anforderungen an Produkte und Dienstleistungen	107
	8.3	Entwicklung von Produkten und Dienstleistungen	115
	8.4	Steuerung von extern bereitgestellten Prozessen, Produkten und Dienstleistungen der Gesundheitsversorgung	124
	8.5	Produktion und Dienstleistungserbringung	131
	8.6	Freigabe von Produkten und Dienstleistungen	142
	8.7	Steuerung nichtkonformer Ergebnisse	143
9	Bewertung der Leistung		148
	9.1	Überwachung, Messung, Analyse und Bewertung	148
	9.2	Internes Audit	155
	9.3	Managementbewertung	158
10	Verbesserung		163
	10.1	Allgemeines	163
	10.2	Nichtkonformität und Korrekturmaßnahmen	164
	10.3	Fortlaufende Verbesserung	168
11	Anhang		171
Glossar			207

1 Vorwort zur 4. Auflage

In der Qualitätsmanagement-Richtlinie (QM-RL) vom 17.12.2015, verabschiedet am 15.9.2016[1] hat der Gemeinsame Bundesausschuss (G-BA) erstmals sektorenübergreifende Anforderungen an das einrichtungsinterne Qualitätsmanagement und klinische Risikomanagement für alle ambulanten und stationären Leistungserbringer definiert. Es wird ein effektives und effizientes Qualitätsmanagement gefordert, das die Sicherheitskultur sowie Patienten- und Mitarbeitersicherheit fördert und auf die einrichtungsspezifischen Gegebenheiten angepasst ist.

Die Anwendung der in 2015 grundlegend überarbeiteten DIN EN ISO 9001:2015 bietet eine gute Grundlage für den Aufbau eines solchen integrierten Managementsystems und für die Erfüllung der gesetzlichen Anforderungen an das Qualitäts- und Risikomanagement.

Ursprünglich wurde die ISO 9001 als Instrument zur Qualitätssicherung entsprechend der Bedürfnisse der globalen Rüstungsindustrie[2] entwickelt und seitdem regelmäßig überarbeitet und angepasst. Zunächst wurde das Regelwerk hauptsächlich im industriellen Umfeld eingesetzt. Doch spätestens seit der 3. Revision im Jahre 2000 mit Einführung des prozessorientierten Ansatzes wurde sie auch im Dienstleistungsbereich und somit auch in Gesundheits- und Sozialeinrichtungen zunehmend beliebter. Nun liegt mit der Version 9001:2015 die Norm bereits in fünfter Revision vor und macht somit eine grundlegende Überarbeitung und Aktualisierung des vorliegenden Buches erforderlich.

Nach anfänglicher Skepsis hat sich die DIN EN ISO 9001 in den vergangenen Jahren im Gesundheitsbereich etablieren können. Inzwischen haben zahlreiche Krankenhäuser, Reha-Kliniken, MVZs, Arzt- und Zahnarztpraxen ihr Qualitätsmanagementsystem gemäß den Anforderungen der DIN EN ISO 9001 aufgebaut und mit erfolgreicher Zertifizierung abgeschlossen. Auch Einrichtungen, die sich zunächst an anderen QM-Verfahren, wie beispielsweise KTQ®, orientiert haben, steigen zunehmend auf DIN EN ISO 9001 um.

Bei der DIN EN ISO 9001 handelt es sich um eine branchenübergreifende Norm: »Alle in der Norm festgelegten Anforderungen sind allgemeiner Natur

---

1 Qualitätsmanagement-Richtlinie: Erstfassung vom 17.12.2015, BAnz AT 15.11.2016 B2
2 1979 veröffentlichte die British Standards Institution (BSI) den BS 5750 (Quality systems. Principal concepts and applications. Guide to quality management and quality system elements) als ersten Standard für Qualitätsmanagementsysteme. Dieser gilt als Vorläufer der ISO 9000er Serie.

und auf jede Organisation zutreffend, unabhängig von deren Art oder Größe oder der Art der Produkte und Dienstleistungen.«[3]

Bei vielen Mitarbeitern, insbesondere aus der Ärzteschaft, verursachte und verursacht leider weiterhin die Sprache der DIN EN ISO Ablehnung: »Wir haben keine Kunden, sondern Patienten!«, »Produkte, Mittel, das mag alles für die Industrie gelten, aber im Krankenhaus ist doch alles ganz anders!« – diese oder ähnliche Äußerungen hört man immer wieder.

Auch ist für viele das Studium von Normentexten mühsam und beschwerlich. Doch eine fundierte Normenkenntnis ist die Voraussetzung dafür, ein für die Einrichtung passendes, nützliches QM-System zu entwickeln.

Es bedarf daher einer Art Übersetzungshilfe, um die allgemein gehaltenen, abstrakten Anforderungen und die für den Ungeübten oft nur schwer verständliche Normensprache zu erläutern und anhand praktischer Beispiele aufzuzeigen, wie man die Normenforderungen in einem Krankenhaus, einer Krankenhausabteilung oder anderen Gesundheitseinrichtungen, umsetzen kann und worauf bei dieser Umsetzung zu achten ist, ohne dass der Einzelne zum »Normen-Experten« werden muss.

2012 erschien die DIN EN 15224:2012 als unabhängige Norm für Einrichtungen der Gesundheitsversorgung. Diese Norm enthält neben den Anforderungen der DIN EN ISO 9001 zusätzliche Anforderungen, Spezifizierungen und Interpretationen für die Gesundheitsversorgung sowie Aspekte für das Management klinischer Risiken und sie bietet Einrichtungen des Gesundheitswesens auf diese Weise die Integration von Qualitäts- und klinischem Risikomanagement mit nur einem Regelwerk.

Allerdings fand die DIN EN 15224:2012 in Deutschland im Vergleich mit anderen europäischen Ländern nur eine geringe Akzeptanz. Im Rahmen der Revision der DIN EN ISO 9001:2015 musste auch die DIN EN 15224 einer Überarbeitung unterzogen werden und liegt nun in aktueller Form als DIN EN 15224:2017-05[4] vor. Da diese Norm in Zukunft möglicherweise auch in Deutschland einen größeren Anwenderkreis gewinnt, wurden in dem vorliegenden Leitfaden die Anforderungen dieses Regelwerks ebenfalls berücksichtigt.

Die Einführung eines Qualitätsmanagementsystems in einer Klinik oder Abteilung, seine Gestaltung und Verwirklichung müssen sich nach den Erfordernissen, den besonderen Zielen, nach der Größe und Struktur der Organisation und nicht zuletzt nach den Patientenerwartungen sowie den Erwartungen anderer »Kunden« des Krankenhauses, wie etwa zuweisende Ärzte oder Nachsorgeeinrichtungen, ausrichten. Die Norm definiert dabei einen Rahmen für das Qualitätsmanagement, den jede Einrichtung entsprechend ihrer Anforderungen und Bedürfnisse inhaltlich füllen muss. Das Qualitätsmanagementsys-

---

3 DIN EN ISO 9001:2015, S. 17
4 Im Januar 2018 verabschiedete die Deutsche Akkreditierungsstelle (DAkks) die Akkreditierungsvorgaben für die DIN EN 15224:2017, sodass sich nun Gesundheitseinrichtungen nach dieser Norm durch eine hierfür akkreditierte Zertifizierungsstelle zertifizieren lassen kann.

tem mit einheitlicher Struktur, einheitlicher Dokumentation für ein Krankenhaus oder eine Abteilung kann es daher nicht geben.

Damit Qualitätsmanagement gelingen kann, sind alle Mitarbeiter des Krankenhauses, Ärzte, Pflegende, medizinisch-technische Berufsgruppen, Vertreter der Administration, aufgefordert, bei der aktiven Umsetzung mitzuwirken. Ein QM-System wird erst durch das Engagement, den Einsatz und die Ideen der Mitarbeiter lebendig.

Ohne Zweifel bedeutet der Aufbau und die Weiterentwicklung eines QM-Systems Arbeit – viel Arbeit. Daher muss der Aufwand in einem gesunden Verhältnis zum Nutzen stehen. Ein QM-System, das dem Mitarbeiter keinerlei Verbesserung, sondern nur Beschwernis, z. B. durch Dokumentationsmehraufwand und Bürokratismus, bringt, ist ein schlechtes QM-System, selbst wenn es formal alle Anforderungen der DIN EN ISO erfüllen sollte.

Sich mit Normenanforderungen zu befassen, ist zunächst beschwerlich, doch wer sich auf das Wagnis einlässt, wird am Ende belohnt. Durch ihre klaren Vorgaben gibt es kein »Drumherummogeln« um Themen und Bereiche, die vielleicht unbequem sind; früher oder später müssen auch diese angepackt werden.

Dieser Leitfaden bietet keine einfachen Patentrezepte oder vorgefertigten Lösungen zur Einführung eines QM-Systems, sondern Anregungen und Beispiele, die es ermöglichen sollen, die DIN EN ISO in der eigenen Klinik/Abteilung sinnvoll anzuwenden. Die Beispiele und Mustertexte stellen keinesfalls »ideale Lösungen« dar, die es in dieser Form umzusetzen gilt. Sie sind nur als Hinweise zu verstehen, um die Normenforderungen zu veranschaulichen.

Dieser Leitfaden ersetzt kein Lehrbuch für Qualitätsmanagement, von denen es bereits zahlreiche gibt. Hintergrundwissen zum Qualitätsmanagement wird nur in dem Umfang vermittelt, wie es zum Verständnis der Norm und ihrer Umsetzung erforderlich ist.

Der Leitfaden wendet sich sowohl an Leser ohne Normenvorkenntnisse als auch an solche, die sich einen Überblick bezüglich der Änderungen der DIN EN ISO 9001 verschaffen möchten, um ein bestehendes QM-System entsprechend anzupassen.

Dieses Buch soll über die Anforderungen der DIN EN 15224 informieren und die Unterschiede zur DIN EN 9001 aufzeigen.

Zwar wendet sich dieser Leitfaden primär an Leser aus dem Krankenhausumfeld, er kann und soll jedoch auch von Lesern aus anderen Bereichen des Gesundheitswesens verwendet werden, um Hinweise und Anregungen zur Einführung oder Weiterentwicklung eines QM-Systems gemäß DIN EN ISO 9001/ DIN EN 15224 zu erhalten.

Sämtliche im Leitfaden angeführten Normentexte entstammen, sofern nicht anders gekennzeichnet, der DIN EN ISO 9001:2015-11 oder DIN EN 15224: 2017-5. Der Abdruck erfolgt mit freundlicher Genehmigung des DIN, Deutsches Institut für Normung e. V., Berlin.

1 Vorwort zur 4. Auflage

Wie bei manch anderem im Leben, so gilt auch hier ...

Es ist nicht genug zu wissen, man muss auch anwenden.
Es ist nicht genug zu wollen, man muss auch tun.
(Goethe, 1749–1832)

Bad Soden am Taunus   Heike A. Kahla-Witzsch
im März 2019

2 Einführung in die Normenwelt

2.1 Die DIN EN ISO 9000-Familie

Die 9000er Reihe der DIN EN ISO umfasst drei internationale Normen zum Qualitätsmanagement, die von der ISO – International Organization for Standardization/Internationale Organisation für Normung –, einer weltweiten Vereinigung nationaler Normungsinstitute, erarbeitet wurden.

DIN EN ISO 9000:2015 –
Qualitätsmanagementsysteme – Grundlagen und Begriffe
   Sie beschreibt grundlegende Konzepte und Grundsätze des Qualitätsmanagements und legt hierfür die Terminologie fest – ist also eine Sammlung von Definitionen rund um Begriffe des Qualitätsmanagements.

DIN EN ISO 9001:2015 –
Qualitätsmanagementsysteme – Anforderungen
   Diese sog. »Darlegungsnorm« legt die Anforderungen an ein Qualitätsmanagementsystem für Zertifizierungs- oder Vertragszwecke fest.
   Es handelt sich um eine »generische« Norm, die auf alle Organisationen anwendbar ist.
   Auf Basis der DIN EN ISO 9001 gibt es weitere, branchenspezifische Regelwerke, wie z. B. die DIN EN 15224:2017 – Qualitätsmanagementsysteme für die Gesundheitsversorgung, die DIN EN 13485:2016 Medizinprodukte – Qualitätsmanagementsysteme-Anforderungen für regulatorische Zwecke, die sich an die Hersteller von Medizinprodukten wendet.

DIN EN ISO 9004:2018-04
Qualität einer Organisation – Leitfaden zur Erzielung nachhaltigen Erfolgs
   Die überarbeitete Version der 9004 hat den Anspruch, einen Leitfaden für den nachhaltigen Erfolg eines Unternehmens zu geben – es geht hierbei um die Qualität der Organisation an sich. Die DIN EN ISO 9004 beabsichtigt, das Managementsystem der Organisation zu verbessern und eine Kohärenz von Vision, Mission, Zielen und Organisationskultur zu schaffen.
   Ziel ist es, die Wirksamkeit und Effizienz des Qualitätsmanagements in einem sich ständig verändernden, komplexen Umfeld zu verbessern, um somit zu einer Leistungsverbesserung der Organisation, größerer Zufriedenheit der Kunden und nachhaltigem Unternehmenserfolg beizutragen.

Die DIN EN ISO 9004 ist nicht als Bezugsnorm für eine Zertifizierung vorgesehen.

2.1.1 Grundsätze des Qualitätsmanagements

Die 7 Grundsätze der DIN EN ISO 9000, die nachfolgend kurz dargestellt werden, beschreiben die Philosophie des Qualitätsmanagements. Diese Grundsätze zielen darauf, *Organisationen* zu einem nachhaltigen Unternehmenserfolg zu verhelfen.

- *Kundenorientierung*
  Das Ziel einer jeden Organisation besteht darin, Leistungen zu erbringen, die die Anforderungen ihrer Kunden erfüllen, im besten Falle sogar übertreffen. Hierzu ist es erforderlich, die gegenwärtigen und auch zukünftigen Bedürfnisse und Erwartungen der Kunden zu kennen. Dies sichert den langfristigen Erfolg einer Organisation.
- *Führung*
  Alle Führungskräfte einer Organisation sind verantwortlich, sich dafür einzusetzen, dass diese ihre Ziele, gemäß ihrem Zweck und ihrer Ausrichtung und unter Einbezug der Mitarbeiter erreicht. Zum Erreichen der Ziele müssen Strategien, Politiken, Prozesse und Ressourcen aufeinander abgestimmt und angepasst werden.
- *Einbeziehen von Personen*
  Um Leistungen zu erbringen und Werte zu schaffen, werden auf allen Ebenen der Organisation kompetente, befugte und engagierte Personen benötigt.
- *Prozessorientierter Ansatz*
  Wenn eine Organisation ihre Tätigkeiten in zusammenhängende Prozessen, die miteinander in Wechselwirkung stehen, ausführt, können beständige und vorhersehbare Ergebnisse erzielt werden.
- *Verbesserung*
  Für einen langfristigen Unternehmenserfolg ist eine fortlaufende Verbesserung der Organisation und ihrer Leistungen erforderlich.
- *Faktengestützte Entscheidungsfindung*
  Entscheidungen sollen auf Fakten basierend auf der Analyse und Auswertung von Daten und Informationen getroffen werden.
- *Beziehungsmanagement*
  Organisationen sollen ihre Beziehungen mit relevanten interessierten Parteien steuern und pflegen, um einen nachhaltigen Erfolg zu erzielen.

2.1.2 Die DIN EN ISO 9001:2015

Einführung

Die internationale, branchenübergreifende Norm beschreibt Anforderungen an ein Qualitätsmanagementsystem. Die Norm kann zum Aufbau und auch zur Zertifizierung eines Qualitätsmanagementsystems verwendet werden.

Ihre stark technisch beeinflusste Sprache schreckt viele Leser, insbesondere auch aus der Ärzteschaft, zunächst ab. Allein der Begriff des »Kunden« ist für manche ein Reizwort – »Wir haben keine Kunden, sondern Patienten!«, ist eine häufig vorkommende Äußerung. Auch die Verwendung von Begriffen wie »Produkt«, »Entwicklung«, »interessierte Parteien« wirkt zunächst befremdlich. Bei aller durchaus berechtigter Kritik sollte jedoch bedacht werden, dass diese Norm den Anspruch verfolgt, für jegliche Organisation anwendbar zu sein:

»Alle in der Norm festgelegten Anforderungen sind allgemeiner Natur und auf jede Organisation zutreffend, unabhängig von deren Art oder Größe oder der Art der Produkte und Dienstleistungen.«[5] Dies erfordert daher eine Art »Übersetzung« in die Sprache des Krankenhauses und eine Anpassung an die besonderen Bedürfnisse einer Einrichtung des Gesundheitswesens.

Die DIN EN ISO 9001 wendet den prozessorientierten Ansatz an sowie als neue Anforderung das risikobasierte Denken (▶ Kap. 2.1.4 und 2.1.5).

Im Zentrum des Qualitätsmanagementsystems steht die Führung der Organisation (▶ Kap. 5). Sie steuert und verantwortet sämtliche QM-Aktivitäten der Einrichtung. Im neuen Kapitel »Planung« finden sich Anforderungen an den Umgang mit Risiken und Chancen sowie Qualitätsziele und Planungen rund um das Qualitätsmanagementsystem (▶ Kap. 6). Im ebenfalls neuen Kapitel »Unterstützung« (▶ Kap. 7) werden die Anforderungen an Ressourcen und Dokumentenmanagement zusammengefasst. Kundenanforderungen an ein Produkt oder eine Dienstleistung werden durch die Prozesse einer Organisation umgesetzt – alle Normenforderungen hierzu finden sich in Kapitel 8 »Betrieb«. Das Normenkapitel »Bewertung der Leistung« umfasst die Anforderungen an die Bewertung der Kundenzufriedenheit, Internes Audit und Managementbewertung (▶ Kap. 9). Das letzte Kapitel 10 beinhaltet den Umgang mit Fehlern und Korrekturmaßnahmen sowie die fortlaufende Verbesserung.

Während bisher die DIN EN ISO 9001 die Anforderungen des Kunden als alleinige Eingabe in das Qualitätsmanagementsystem betrachtet hat, gibt es nun neue Anforderungen zur Betrachtung des organisationalen Kontextes sowie der Erfordernisse und Erwartungen relevanter interessierter Parteien (▶ Kap. 2.1.6). Anforderungen hierzu und zur Gestaltung des Qualitätsmanagementsystems finden sich in Kapitel 4.

Ziel und Zweck des Qualitätsmanagementsystems ist es, zu geplanten Ergebnissen zu führen. Die DIN EN ISO 9001:2015 stellt kein starres QM-System dar, sondern beschreibt Vorgaben und Inhalte, die ein QM-System umfassen

---
5 DIN EN ISO 9001:2015, S. 17

sollte – sie definiert einen Rahmen für den Aufbau und die Struktur des Qualitätsmanagements und gibt Hinweise zu einer sinnvollen und zweckmäßigen Anwendung. Wie aber der vorgegebene Rahmen auszufüllen ist, muss in jeder medizinischen Einrichtung, ihren jeweiligen Anforderungen und Gegebenheiten entsprechend individuell überlegt werden. **Das** QM-System, ein Einheitssystem, mit vorgefertigter einheitlicher Struktur und Dokumentation für ein Krankenhaus oder eine Abteilung kann es nicht geben. Es ist auch nicht die Absicht der Norm, zu einer »Vereinheitlichung der Struktur unterschiedlicher Qualitätsmanagementsysteme«[6] zu führen.

Der Anwender der Norm hat die Aufgabe, die Rahmenvorgaben der Norm nach seinen jeweiligen Gegebenheiten auszufüllen, in seiner QM-Dokumentation festzuschreiben und für die jeweilige Einrichtung als verbindlich festzulegen.

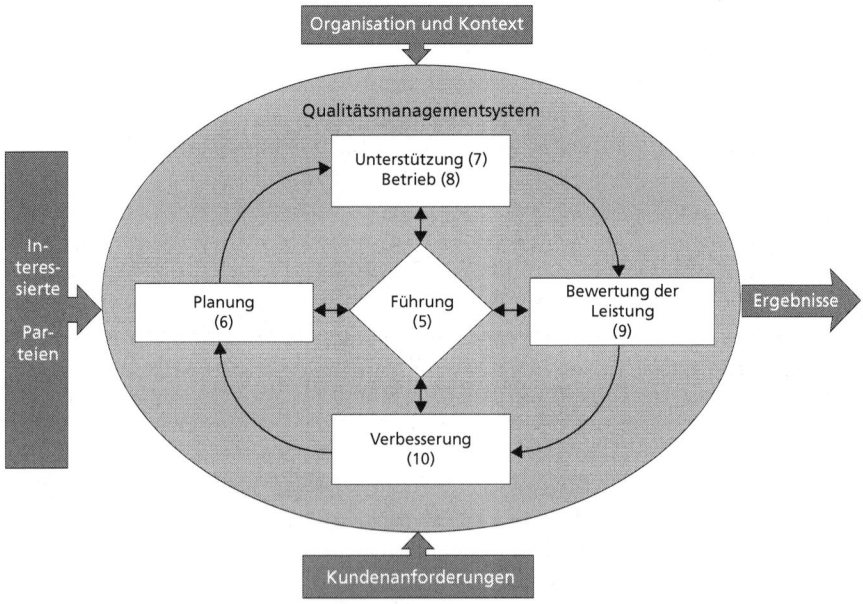

Abb. 2.1: Modell der DIN EN ISO 9001:2015

Wesentliche Änderungen im Vergleich zur DIN EN ISO 9001:2008

Um unterschiedliche Managementsystemnormen, beispielsweise für Qualität, Umwelt, Arbeitsschutz, Informationssicherheit, untereinander kompatibler zu gestalten, wurde von ISO eine einheitliche Grundstruktur (High Level Structure) entwickelt, die jetzt auf alle Managementsystemnormen angewandt werden soll. Neben einer einheitlichen Struktur auf der obersten Gliederungsebene wer-

---

6 DIN EN ISO 9001:2015, 0.1.

den grundlegende Kerntexte, Begriffe und Definitionen vereinheitlicht.[7] Im Rahmen der Revision musste auch die DIN EN ISO 9001 an diese neue Struktur angepasst werden.

Die DIN EN ISO 9001:2015 weist im Gegensatz zur DIN EN ISO 9001: 2008 eine andere Gliederungsstruktur auf (▶ Tab. 2.1).

Tab. 2.1: Gegenüberstellung der Gliederungsstrukturen DIN EN ISO 9001:2008/2015

DIN EN ISO 9001:2008 (alt)	DIN EN ISO 9001:2015 (neu)
1. Anwendungsbereich	1. Anwendungsbereich
2. Normative Verweisungen	2. Normative Verweisungen
3. Begriffe	3. Begriffe
4. Qualitätsmanagementsystem	4. Kontext der Organisation
5. Verantwortung der Leitung	5. Führung
6. Management von Ressourcen	6. Planung
7. Produktrealisierung	7. Unterstützung
8. Messung, Analyse und Verbesserung	8. Betrieb
	9. Bewertung der Leistung
	10. Verbesserung

Im Gegensatz zur 9001:2008 fordert die DIN EN ISO 9001:2015 die Ausrichtung des Qualitätsmanagementsystems an der strategischen Ausrichtung der Organisation (▶ Kap. 4.1)[8] sowie die Vereinbarkeit von Qualitätspolitik und Qualitätszielen mit der strategischen Ausrichtung (▶ Kap. 5.1.1).

Es gilt nun, auch den Kontext der Organisation zu betrachten, d. h. interne und externe Faktoren zu analysieren, die einen Einfluss auf die Organisation ausüben (▶ Kap. 4.1).

Während bisher primär die Anforderungen der Kunden für die Gestaltung des Qualitätsmanagementsystems berücksichtigt werden mussten, wird dies nun auf die interessierten Parteien ausgeweitet. Es müssen die für die Einrichtung relevanten Interessensgruppen definiert, deren Anforderungen identifiziert und überwacht werden (▶ Kap. 4.2).

Weiterhin wurden die Anforderungen an das Prozessmanagement erweitert. Die DIN EN ISO 9001:2008 forderte, die für das Qualitätsmanagementsystem erforderlichen Prozesse festzulegen sowie deren Abfolge und Wechselwirkung, erforderliche Ressourcen und Informationen zum Durchführen der Prozesse, Überwachung der Prozesse, einschließlich Kriterien und Methoden hierzu sowie deren kontinuierliche Verbesserung. Die DIN EN ISO 9001:2015 fordert dar-

---

7 ISO/IEC Directives, Part1, Annex SL, Genf 2017
8 Ausführlichere Informationen finden sich in den jeweiligen referenzierten Kapiteln.

über hinaus, die erforderlichen Eingaben und erwarteten Ergebnisse der Prozesse zu definieren, Verantwortlichkeiten, Befugnisse, Leistungsindikatoren für die Prozesse festzulegen, die Risiken und Chancen der Prozesse zu bestimmen, die der Erreichung der beabsichtigten Ergebnisse entgegenwirken (▶ Kap. 4.4.1).

Wesentliche Änderungen betreffen die Führung der Organisation. So wird nicht mehr ein »Beauftragter der obersten Leitung für das Qualitätsmanagementsystem« gefordert, sondern die oberste Führungsebene ist insgesamt für das Qualitätsmanagementsystem rechenschaftspflichtig. Sie trägt zwar die Gesamtverantwortung, kann allerdings Personen einsetzen, die sie im Rahmen des Qualitätsmanagements unterstützt. Weiterhin muss die oberste Führungsebene die anderen Führungskräfte in der Organisation hinsichtlich ihrer Führungsrolle in deren jeweiligen Verantwortungsbereich unterstützen.

Neue Anforderungen betreffen den Umgang mit Chancen und Risiken. Es müssen Risiken und Chancen für das Qualitätsmanagementsystem ermittelt werden, um unerwünschte Auswirkungen zu vermeiden bzw. Chancen zu ergreifen. Die Organisation muss Maßnahmen zum Umgang mit Risiken planen, umsetzen und deren Wirksamkeit bewerten. Ein Risikomanagementsystem oder die Anwendung des Risikomanagementprozesses wird allerdings nicht gefordert (▶ Kap. 6.1.1).

Die DIN EN ISO 9001:2015 betrachtet »Wissen« als eigenständige Ressource. Die Norm fordert, das Wissen zu bestimmen, das für die Erreichung der Ziele der Organisation erforderlich ist, zu ermitteln, aufrechtzuerhalten und zur Verfügung zu stellen. Ein formalisiertes Wissensmanagement wird allerdings nicht gefordert (▶ Kap. 7.1.6).

War in der DIN EN ISO 9001:2008 die Rede von Dokumenten und Aufzeichnungen, verwendet die DIN EN ISO 9001:2015 stattdessen den Begriff »dokumentierte Information«. Es werden keine verpflichtenden Verfahren zur Lenkung von Dokumenten/Aufzeichnungen oder ein Qualitätsmanagementhandbuch mehr gefordert. Die neue Norm bietet im Vergleich zu ihrer Vorgängerversion ein höheres Maß an Flexibilität hinsichtlich der Dokumentation an. So sollen Art und Umfang der dokumentierten Informationen in Abhängigkeit vom Risiko festgelegt werden (▶ Kap. 7.5).

War in der DIN EN ISO 9001:2008 noch die Rede von »Beschaffung«, fordert die DIN EN ISO 9001:2015 die Steuerung extern bereitgestellter Prozesse, Produkte und Dienstleistungen. Die Organisation bleibt auch für Leistungen oder Produkte, die durch Dritte erbracht bzw. bereitgestellt werden in der Verantwortung und muss daher entsprechende Steuerungsmaßnahmen festlegen (▶ Kap. 8.4.1).

Interessant ist weiterhin die Anforderung, bei der Prozessgestaltung »Maßnahmen zur Verhinderung menschlicher Fehler« durchzuführen (▶ Kap. 8.5.1).

2.1.3 DIN EN 15224:2017

Bei der DIN EN 15224 handelt es sich um eine Norm, die einen europaweit gültigen Standard für QM-Systeme im Gesundheitswesen definiert. Sie ist auf die Gegebenheiten und Bedürfnisse der Gesundheitsorganisationen verschiedener europäischer Länder vor dem Hintergrund höchst unterschiedlicher Gesundheitssysteme abgestimmt.

Sie kann als eigenständige Norm von Organisationen der Gesundheitsversorgung zum Aufbau eines Qualitätsmanagementsystems und zu dessen Konformitätsbewertung im Rahmen einer Zertifizierung benutzt werden. Dabei wird der Kreis der Gesundheitsorganisationen weit gefasst und reicht von der ambulanten und stationären Krankenversorgung, einschließlich psychiatrischer Versorgung, bis hin zur Rehabilitation. Auch Apotheken, Zahnärzte, Physiotherapeuten, Hospize und Pflegeheime werden in den Anwenderbereich einbezogen.

Im Rahmen der Revision der DIN EN ISO 9001:2015 musste auch die DIN EN 15224, die auf der DIN EN ISO 9001 basiert, einer Überarbeitung unterzogen werden. Sie liegt nun in aktueller Form als DIN EN 15224:2017-04 vor.

Neben den Anforderungen der DIN EN ISO 9001 enthält sie zusätzliche Anforderungen, Spezifizierungen und Interpretationen für die Gesundheitsversorgung sowie Aspekte für das Management klinischer Risiken. Sie ermöglicht somit die Integration von Qualitäts- und klinischem Risikomanagement mit nur einem Regelwerk.

Qualitätsanforderungen, die im Rahmen der Gesundheitsleistungen erfüllt werden sollen, werden durch die Organisation definiert und beschreiben das Maß an Struktur-, Prozess- oder Ergebnisqualität, das erreicht werden soll. Dabei müssen gesetzliche und behördliche Anforderungen, sowie die Anforderungen der Patienten und interessierten Parteien und wissenschaftliche Nachweise und klinische Kenntnisse beachtet werden.

Zusätzlich fordert die DIN EN 15224 die Berücksichtigung der nachfolgenden elf grundlegenden Qualitätsaspekte, die aufgrund klinischer Erfahrungen für Organisationen der Gesundheitsversorgung relevant sind.

Die Organisation kann jedoch solche Qualitätsaspekte, die für sie nicht relevant oder anwendbar sind, begründet ausschließen. Dies muss in einer entsprechenden dokumentierten Information darlegt werden.

Bei diesen elf Qualitätsaspekten handelt es sich um

- angemessene, richtige Versorgung;
- Verfügbarkeit;
- Kontinuität der Versorgung;
- Wirksamkeit;
- Effizienz;
- Gleichheit;
- evidenzbasierte/wissensbasierte Versorgung;
- auf den Patienten ausgerichtete Versorgung, einschließlich der körperlichen, psychologischen und sozialen Unversehrtheit;
- Patientensicherheit;
- Rechtzeitigkeit/Zugänglichkeit.

Hiervon gelten Patientensicherheit, Wirksamkeit und Angemessenheit als die wichtigsten Qualitätsaspekte und sollten in der Leistungsbewertung beinhaltet sein.

An vielen Stellen der Norm wird auf diese Qualitätsaspekte Bezug genommen. Im Anhang D der Norm werden die Qualitätsaspekte weiter erläutert.

So wird unter *angemessener, richtiger Versorgung* verstanden, dass Patienten mittels sorgfältiger Anamnese, physischer Untersuchung und Beobachtungen untersucht und entsprechend des dabei festgestellten Bedarfes versorgt werden sollen. Die hierbei ausgeführten Tätigkeiten sollen dabei ein vertretbares Risiko an unerwünschten Ereignissen, Komplikationen oder Nebenwirkungen aufweisen und den festgestellten Bedarf nicht überschreiten.

Verfügbarkeit meint, dass die Versorgung innerhalb der Reichweite des Patienten erfolgt.

Unter *Kontinuität der Versorgung* wird eine nahtlose Gesundheitsversorgung von der Überweisung, Untersuchung, Behandlung, Rehabilitation bis zur Nachsorge verstanden.

Wirksamkeit bedeutet, dass die ausgeführten Tätigkeiten eine positive Wirkung auf den Gesundheitsstatus des Patienten haben.

Unter *Effizienz* wird das bestmögliche Verhältnis zwischen erzielten Ergebnissen und eingesetzten Ressourcen (Personal, Material, Ausstattung) verstanden. Dabei soll Wirtschaftlichkeit die Organisationen befähigen, mehr Patienten zu helfen und dadurch die Kundenzufriedenheit erhöhen.

Gleichheit bedeutet die gleiche Art der Gesundheitsversorgung von Patienten mit gleichartigen und gleich schweren Bedarfen, unabhängig von Geschlecht oder sexuellen, kulturellen, ethnischen, sozialen, sprachlichen oder anderweitigen Gegebenheiten.

Der Qualitätsaspekt *evidenzbasierte/wissensbasierte Versorgung* fordert die systematische Anwendung von medizinischem Wissen und eine Leistungserbringung auf Basis von wissenschaftlichen Nachweisen und/oder erfahrungsbegründetem Wissen/Best Practices.

Eine *auf den Patienten ausgerichtete Versorgung, einschließlich physischer, mentaler und sozialer Unversehrtheit* meint eine personalisierte Versorgung, die die Werte, Präferenzen und persönliche Situation des Patienten beachtet und mit dessen Einwilligung erfolgt. Es sollen die Gesundheitskomponenten der Internationalen Klassifikation der Funktionsfähigkeit, Behinderung und Gesundheit der WHO (Classification for Functioning, Disability and Health – ICF)[9] zur Kategorisierung und Spezifizierung der Qualitätsanforderungen verwendet werden.

---

[9] Die ICF dient fach- und länderübergreifend als einheitliche und standardisierte Sprache zur Beschreibung des funktionalen Gesundheitszustandes, der Behinderung, der sozialen Beeinträchtigung und der relevanten Umgebungsfaktoren eines Menschen. Mit der ICF können die bio-psycho-sozialen Aspekte von Krankheitsfolgen unter Berücksichtigung der Kontextfaktoren systematisch erfasst werden. Die deutsche Version ist verfügbar unter http://www.dimdi.de/static/de/klassi/icf/ (letzter Zugriff am 22.3.2018)

Einbeziehung des Patienten meint Patientenbeteiligung mittels Information, Beratung und aktivem Einbezug in Entscheidungen und Tätigkeiten der Gesundheitsversorgung wann immer möglich.

Im Rahmen der *Patientensicherheit* wird gefordert, Risiken der Dienstleistungen der Gesundheitsversorgung zu identifizieren, zu überwachen und sämtliche vermeidbare Schäden beim Patienten zu verhindern.

Rechtzeitigkeit/Zugänglichkeit bedeutet die zeitgerechte Bereitstellung von Dienstleistungen der Gesundheitsversorgung entsprechend optimierter Wirksamkeit, ermittelter Bedarfe des Patienten, akutem Zustand und Schwere der Krankheit – ungeachtet des sozialen Status des Patienten.

Eine Qualitätsanforderung, beispielsweise die Festlegung von Qualifikationsanforderungen an Personal, kann sich auf einen oder mehrere Prozesse/Dienstleistungen oder die Gesundheitseinrichtung als Ganzes beziehen. Die DIN EN 15224 fordert schließlich die Überwachung und Messung der Ergebnisse klinischer Prozesse im Hinblick darauf, ob die festgelegten Qualitätsanforderungen und die Qualitätsaspekte, auf welche sich diese beziehen, erfüllt werden.[10]

2.1.4 Der prozessorientierte Ansatz

Unter Prozessorientierung versteht man die Grundhaltung in einem Unternehmen, welche die gesamte Leistungserbringung als eine Abfolge von Prozessen betrachtet.

Prozess wird definiert als »ein Satz zusammenhängender oder sich gegenseitig beeinflussender Tätigkeiten, der Eingaben zum Erzielen eines vorgesehenen Ergebnisses, Produktes oder Dienstleistung verwendet« (DIN EN ISO 9000, 3.4.1).

Abbildung 2.2 zeigt ein schematisches Prozessmodell in Anlehnung an DIN EN ISO 9001.

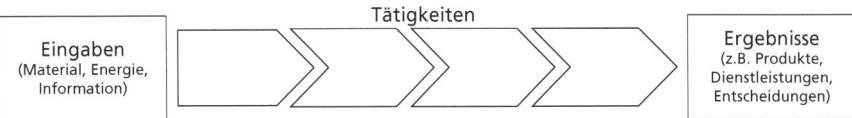

Abb. 2.2: Prozessmodell

Der prozessorientierte Ansatz umfasst die systematische Festlegung und Steuerung von Prozessen und deren Wechselwirkungen – im Rahmen von Prozessplanung, -durchführung, -überprüfung und -verbesserung. Zielsetzung eines prozessorientierten Ansatzes ist die Steigerung von Qualität und Leistungsfähigkeit, Effizienz und Effektivität. Die Prozesse sollen zu beabsichtigten Ergebnissen führen.

---

10 DIN EN 15224:2017, 9.1.1, S. 55

Ein Krankenhaus ist ein hochkomplexes Dienstleistungsunternehmen, dessen Leistungserbringung interprofessionell, abteilungs- und bereichsübergreifend (z. B. ambulant/stationär) erfolgt. Ein gewünschtes Ergebnis im Rahmen der Patientenversorgung lässt sich leichter erreichen, wenn die zur Leistungserbringung erforderlichen Abläufe erkannt und klar geregelt sind. Die Vorteile der Prozessorientierung liegen in einer Regelung von Zuständigkeiten und Verantwortlichkeiten, einer Vereinheitlichung von Abläufen und Vorgehensweisen, der Festlegung von Prozesszielen und Bewertung der Zielerreichung, dem Erkennen von Schnittstellen und dem Zusammenwirken von Prozessen sowie den erforderlichen Ressourcen.

Die Anforderungen an das Prozessmanagement werden in Kapitel 4.4 näher erläutert.

2.1.5 Risikobasiertes Denken

Im Rahmen der Überarbeitung der DIN EN ISO 9001 wurde als eine der wesentlichen Neuerungen das sogenannte »*risikobasierte Denken*« in die Norm aufgenommen.

Hierunter versteht man, dass die Entscheidungsträger einer Organisation sich dessen bewusst sind, dass Risiken, aber auch Chancen, in allen Ebenen und Prozessen einer Organisation vorhanden sein können und »die Organisation Maßnahmen plant und umsetzt, mit denen Risiken und Chancen behandelt werden.« Das risikobasierte Denken soll zu einer Steigerung der Wirksamkeit des Qualitätsmanagementsystems und verbesserten Ergebnissen führen sowie negative Auswirkungen vermeiden.[11]

Bei allen Planungen und Änderungen am Qualitätsmanagementsystem soll eine Risikobetrachtung durchgeführt werden. Es sollen Prozessrisiken analysiert werden und in den Prozessen Maßnahmen zur Verhinderung menschlicher Fehler erfolgen.[12]

In der Erläuterung zum risikobasierten Denken wird dargelegt, dass das Konzept des risikobasierten Denkens bereits in den Vorgängerversionen der Norm in Form von Fehlermanagement, Korrektur und Vorbeugung enthalten war. Da nach Auffassung der ISO eine Kernaufgabe des Qualitätsmanagements in der Vorbeugung besteht, gibt es hierzu in der DIN EN ISO 9001:2015 keine gesonderten Anforderungen mehr.

Zwar muss eine Organisation, die ein QM-System nach den Anforderungen der DIN EN ISO 9001:2015 aufbaut, Risiken und Chancen bestimmen, die Auswirkungen auf das Qualitätsmanagementsystem haben und verhindern, dass beabsichtigte Ergebnisse erzielt werden. Allerdings wird von der Norm hierzu keine bestimmte Methodik oder die Anwendung eines definierten Risikomanagementprozesses oder gar ein Risikomanagementsystem gefordert – »die Organisationen können sich entscheiden, ob sie eine ausgedehntere Vorgehensweise,

---

11 DIN EN ISO 9001:2015, 0.0.3, S.15
12 DIN EN ISO 9001:2015, S. 20, S.40

als von dieser Internationalen Norm gefordert wird, entwickeln möchten oder nicht.«[13]

Ein Qualitätsmanagementsystem nach DIN EN ISO 9001:2015 fordert *kein Risikomanagementsystem*. Ein Qualitätsmanagementsystem nach DIN EN ISO 9001:2015 umfasst demzufolge nicht automatisch ein Risikomanagementsystem, jedoch lassen sich Qualitäts- und Risikomanagementsystem gut integrieren.

15224

Die DIN EN 15224 definiert »*klinisches Risiko*« als jedes Risiko, das negative Auswirkungen auf die Ergebnisse in Bezug auf eine Qualitätsanforderung bezüglich der elf grundlegenden Qualitätsaspekte für die Gesundheitsversorgung haben könnte.[14]

Die DIN EN 15224 fordert nicht nur risikobasiertes Denken, sondern darüber hinaus klinisches Risikomanagement als integrierten Teil des Qualitätsmanagements und integralen Bestandteil des klinischen Prozessmanagements[15], die Qualitätspolitik muss eine Verpflichtung zum klinischen Risikomanagement enthalten.[16]

2.1.6 Interessierte Parteien

Die DIN EN ISO 9000 definiert interessierte Partei als »Anspruchsgruppe, Person oder Organisation, die eine Entscheidung oder Tätigkeit beeinflussen kann, die davon beeinflusst sein kann oder die sich davon beeinflusst fühlen kann.«[17] Im englischen Sprachraum spricht man auch vom sogenannten »Stakeholder«.

Einfacher formuliert handelt es sich hierbei um interne oder externe Interessensgruppen, die von den unternehmerischen Tätigkeiten einer Organisation direkt oder indirekt betroffen sind.

Interne Interessengruppen sind beispielsweise Mitarbeiter, Führung, Aufsichtsrat, Eigentümer eines Unternehmens.

Zu den *externen Interessensgruppen* zählen Gesellschaft, Kunden, Lieferanten und externe Dienstleister, Behörden, Gewerkschaften.

Für eine Gesundheitseinrichtung könnten dies sein:

- Kostenträger
- Fachgesellschaften

---

13 DIN EN ISO 9001:2015, S.53.
14 DIN EN 15224, 3.16.1
15 DIN EN 15224, 5.1.1 und 6.1.1
16 DIN EN 15224, 5.2
17 DIN EN 9000:2015, 3.2.3

- Aufsichtsbehörden (z. B. Gesundheitsamt)
- Kooperationspartner,

um nur einige zu nennen.

Die DIN EN ISO 9001 fordert jedoch nicht, jede nur erdenkliche externe Partei zu erfassen und deren Erfordernisse und Erwartungen zu berücksichtigen, sondern sich dabei auf die relevanten Anspruchsgruppen zu fokussieren.

2.1.7 Wissen

Eine wesentliche neue Anforderung der DIN EN ISO 9001 behandelt das Wissen der Organisation (▶ Kap. 7.1.6). Es gilt zu klären, welches Wissen in einer Organisation benötigt wird, um jetzt und zukünftig die Durchführung der Prozesse so sicherzustellen, dass diese zu den gewünschten Ergebnissen führen. Es gilt zum einen die Organisation vor Wissensverlusten, beispielweise durch den Weggang von Mitarbeitern, zu schützen und zum anderen Wissenserwerb, beispielsweise durch Erfahrungslernen, und Leistungsvergleiche zu fördern.

Die Gesundheitsversorgung ist ein wissensbasierter Bereich mit schnellen Veränderungen und starker Spezialisierung, das Expertenwissen erfordert, welches in der Regel langfristig aufgebaut werden muss. Daher ist der Weggang von Wissensträgern häufig nicht einfach zu kompensieren.

Die DIN EN ISO 9001 fordert im Vergleich zur DIN EN 15224 kein eigentliches Wissensmanagement. Unter Wissensmanagement werden dabei alle strategischen und operativen Aktivitäten in Bezug auf Wissen einer Organisation verstanden. Es umfasst den Erwerb, die Entwicklung, den Transfer, die Speicherung und den Nutzen von Wissen.

2.2 Was ist ein Qualitätsmanagementsystem?

Die DIN EN ISO 9000 definiert Managementsystem als einen »*Satz zusammenhängender oder sich gegenseitig beeinflussender Elemente einer Organisation, um Politiken, Ziele und Prozesse zum Erreichen dieser Ziele festzulegen*« (DIN EN ISO 9000:2015, 3.5.3), ein Qualitätsmanagementsystem ist wiederum »*ein Teil eines Managementsystems bezüglich der Qualität*« (DIN EN ISO 9000: 2015, 3.5.4).

Managementsysteme sind Steuerungsinstrumente zur Führung einer Organisation. Dies gilt auch für Gesundheitseinrichtungen.

Die Entscheidung zur Einführung, aber auch die Erhaltung und Weiterentwicklung eines Qualitätsmanagementsystems ist eine Führungsaufgabe. Aus diesem Grunde weist die DIN EN ISO der Führung eine besondere Verantwortung für das Qualitätsmanagementsystem zu (▶ Kap. 5 »Führung«). Dies betrifft insbesondere die Krankenhausleitung, sie teilt diese jedoch mit allen anderen Führungskräften der Organisation. Qualitätsbeauftragte können als Fachpersonen im Qualitätsmanagement unterstützen, keinesfalls kann jedoch die Verantwortung für das Qualitätsmanagementsystem an sie delegiert werden.

2.2.1 Was bedeutet Zertifizierung?

Grundsätzlich können der Aufbau und die Aufrechterhaltung eines QM-Systems ohne die Absicht einer Zertifizierung erfolgen. Will man jedoch gegenüber Dritten – z. B. Kostenträgern, Patienten, zuweisenden Ärzten – die Übereinstimmung des Qualitätsmanagements mit geltenden nationalen oder internationalen Standards nachweisen, so ist hierzu eine Zertifizierung erforderlich.

Mit dem zum 1.4.2007 in Kraft getretenen Wettbewerbsstärkungsgesetz wurden erstmalig stationäre Rehabilitationseinrichtungen zur Zertifizierung ihres einrichtungsinternen Qualitätsmanagements verpflichtet. Dies gilt jedoch nicht für andere Leistungserbringer im Gesundheitswesen. Die aktuelle Qualitätsmanagement-Richtlinie (QM-RL) vom 17.12.2015, verabschiedet am 15.9.2016[18], enthält keine Zertifizierungspflicht für Arztpraxen, MVZs oder Krankenhäuser.

Zertifizierung bedeutet die Bescheinigung der Übereinstimmung, der Konformität, eines QM-Systems mit einem vorgegebenen Standard, in unserem Falle mit der DIN EN ISO 9001:2015 oder DIN EN 15224:2017. Überprüft werden der Aufbau und die tatsächliche Umsetzung des QM-Systems in der Klinik oder Abteilung. Diese Überprüfung erfolgt durch eine unabhängige neutrale Stelle, eine Zertifizierungsstelle. Die juristisch korrekte Bezeichnung dafür lautet »akkreditierte Konformitätsbewertungsstelle«.

Die Zertifizierungsstelle ihrerseits muss für das jeweilige Regelwerk und die jeweilige Branche von der seit dem 1.1.2010 für Deutschland zuständigen Deutschen Akkreditierungsstelle GmbH (DAkkS) zugelassen, sprich akkreditiert, sein (▶ Kap. 2.2.2).

Für den Branchenbereich 38 (= Gesundheits-, Veterinär- und Sozialwesen)[19] gibt es in Deutschland zahlreiche akkreditierte Zertifizierungsstellen. Bei der Auswahl einer Zertifizierungsstelle muss man darauf achten, ob eine entsprechende Branchenzulassung vorliegt, da nicht alle Zertifizierungsstellen für alle Branchen akkreditiert sind. Hinweise über eine bestehende Akkreditierung z. B. für DIN EN ISO 9001 finden sich auf der Homepage der DAkkS (http://www.dakks.de).

Die Auswahl der Zertifizierungsstelle ist Vertrauenssache, entscheidend sind der Grad der Unabhängigkeit der Zertifizierungsstelle (z. B. von Beratungs- oder Schulungsunternehmen) und die Fachkompetenz der Auditoren. Diese müssen

---

18 Qualitätsmanagement-Richtlinie: Erstfassung vom 17.12.2015, BAnz AT 15.11.2016 B2
19 IAF (International Accreditation Forum) Score: Branche 38 Dienstleistungen des Gesundheits-, Veterinär- und Sozialwesens: 38.1 Humanmedizin, 38.2 Veterinärmedizin, 38.3 Sozialwesen.

daher bestätigen, dass sie jeweils zwei Jahre vor und nach der Begutachtung weder beratend noch in einem Arbeitsverhältnis zum Unternehmen gestanden haben bzw. stehen werden.

Der Ablauf einer Zertifizierung unterscheidet sich je nach Zertifizierungsstelle allenfalls geringfügig.

Jedes Zertifizierungsverfahren beruht auf der Begutachtung von Stichproben und vermittelt ein Bild vom Qualitätsmanagement der Einrichtung zu einem bestimmten Zeitpunkt, im weiteren Verlauf auch von dessen Entwicklung.

Ein Zertifizierungsaudit erfolgt in *zwei Schritten*.

Im *ersten Schritt* des Zertifizierungsverfahrens wird die Zertifizierungsfähigkeit der Einrichtung oder des Bereiches begutachtet und der Geltungsbereich des QM-Systems geklärt. Es werden Dokumente, wie Prozessbeschreibungen, Arbeitsanweisungen, organisatorische Regelungen geprüft, um eventuell vorhandene Lücken und Verbesserungsbedarfe am QM-System festzustellen.

Sind die erforderlichen Voraussetzungen erfüllt, erfolgt im *zweiten Schritt* das eigentliche Zertifizierungsaudit, von manchen Anbietern auch als Zertifizierungsaudit Teil 2 bezeichnet. In diesem Audit werden die tatsächliche Umsetzung des QM und dessen Wirksamkeit durch einen oder mehrere Auditoren der Zertifizierungsstelle überprüft.

Die Vorbereitung der Begutachtung erfolgt mit Erstellung eines Auditplans durch den leitenden Auditor in Abstimmung mit dem Qualitätsbeauftragten der Einrichtung. Im Auditplan wird festgelegt, welche Prozesse bzw. Normenforderungen wann begutachtet werden und wer daran teilnehmen sollte.

Vor Ort werden die Umsetzung des QM-Regelwerkes und dessen Wirksamkeit durch einen oder mehrere Auditoren der Zertifizierungsstelle überprüft. Es erfolgen hierzu auch Gespräche mit Mitarbeitern aus allen Ebenen der medizinischen Einrichtung. Anhand von Stichproben stellt/stellen der/die Gutachter fest, ob die getroffenen Regelungen wirksam sind, den betreffenden Mitarbeitern bekannt sind und von diesen angewendet bzw. beachtet werden. Hierbei können Fragenkataloge zum Einsatz kommen, ähnlich wie die in diesem Leitfaden verwendeten Checklisten (► Kap. 11 Anhang), die zu jeder Forderung der Norm Fragen aufweisen. Die Auditfragen dienen dazu, die Realisierung des QM-Systems zu überprüfen und den Erfüllungsgrad zu bewerten.

Bei einem Zertifizierungsaudit können neben Verbesserungsmöglichkeiten auch Abweichungen festgestellt werden. Sie müssen vor einer Zertifikatserteilung korrigiert sein. Es wird zwischen Hauptabweichungen (Major Nonconformity) und Nebenabweichungen (Minor Nonconformity) unterschieden. Hauptabweichungen stellen die Funktionsfähigkeit des Managementsystems in Frage. In der Regel erfolgt die Überprüfung auf Beseitigung solcher Abweichungen durch ein Nachaudit vor Ort. Bei Nebenabweichungen, die das System als solches nicht gefährden, reicht meistens eine Prüfung von Nachweisdokumenten.

Im Falle des Auftretens mehrerer Nebenabweichungen oder bei nicht abgestellten Nebenabweichungen können diese jedoch im Folgeaudit als Hauptabweichung eingestuft werden.

Für Haupt- und Nebenabweichungen werden mit dem Auditor Korrekturmaßnahmen vereinbart, deren Umsetzung zur Zertifikatserteilung bzw. im

Falle eines Überwachungsaudits bei bestehendem Zertifikat innerhalb von 90 Tagen erfolgt sein muss.

Der Auditumfang, d.h. die Anzahl der Begutachtungstage, richtet sich danach, welche Bereiche des Krankenhauses zertifiziert werden sollen. Daher ist es schon zur Angebotseinholung wichtig, den beabsichtigten Geltungsbereich des Zertifikats anzugeben und die Anzahl der hier beschäftigten Mitarbeiter festzustellen. Diese Angaben benötigt die Zertifizierungsstelle zur Angebotserstellung, da sich die Anzahl der Begutachtungstage, die durch eine DAkkS-Vorgabe festgelegt wird, nach der Anzahl der beschäftigten Mitarbeiter des zu zertifizierenden Bereiches richtet.

Das Audit endet mit Erstellung eines Auditberichtes, der mit der Klinik-/Abteilungsleitung besprochen wird.

Einmal jährlich werden von der Zertifizierungsgesellschaft Überwachungsaudits durchgeführt, die gewährleisten sollen, dass das QM-System lebt und weiterentwickelt wird. Stellen sich hierbei Hauptabweichungen heraus, die nicht fristgerecht behoben werden, kann das Zertifikat schlimmstenfalls entzogen werden. In der Regel werden jedoch zunächst Korrekturmaßnahmen vereinbart und das Zertifikat bis zu deren Umsetzung ausgesetzt. Nach drei Jahren erfolgt ein erneutes Zertifizierungsaudit.

Die objektive Beurteilung durch eine unabhängige Institution und deren regelmäßige Wiederholung fördern intern den Druck, das QM-System lebendig zu halten und es kontinuierlich zu verbessern. Die Anerkennung durch eine erfolgreiche Zertifizierung, aber auch die Möglichkeit, das Zertifikat wieder zu verlieren, kann für die Leitung der medizinischen Einrichtung ein wesentliches zusätzliches Motivationsinstrument sein.

2.2.2 Was bedeutet Akkreditierung?

Das Vertrauen in ein Zertifikat steht und fällt mit der Kompetenz desjenigen, der die Bewertungsleistung erbringt, daher belegen Zertifizierungsstellen die Qualität ihrer eigenen Arbeit durch eine Akkreditierung[20].

Unter Akkreditierung versteht man ein Verfahren, in welchem eine Zertifizierungsstelle gegenüber einer unabhängigen Akkreditierungsstelle nachweist, dass sie ihre Tätigkeiten kompetent, entsprechend gesetzlicher und normativer Anforderungen auf vergleichbarem Niveau erbringt.

Die Akkreditierungsstelle begutachtet hierbei das Managementsystem der Zertifizierungsstelle und die Kompetenz des eingesetzten Personals, z.B. der Auditoren. Auf diese Weise soll die Vergleichbarkeit von Konformitätsbewertungsergebnissen gewährleistet werden und das Vertrauen in die Qualität und Sicherheit von Produkten und Dienstleistungen erzeugt werden.

Es gibt für die jeweiligen Normen Akkreditierungsregeln, die Zertifizierungsstellen erfüllen müssen, um diese begutachten zu dürfen. Zudem müssen Zerti-

---

20 Definition Akkreditierung: »Bestätigung durch eine dritte Seite, die formal darlegt, dass eine Konformitätsbewertungsstelle die Kompetenz besitzt, bestimmte Konformitätsbewertungsaufgaben durchzuführen« (DIN EN ISO/IEC 17011:2005-2, 3.1 S. 12).

fizierungsstellen ein Managementsystem nach ISO 17021-1:2015 nachweisen. Die Akkreditierungsstelle überwacht die Zertifizierungsstellen mittels Audits der Geschäftsstelle und sog. Witnessaudits. Dabei nehmen Witnessauditoren an Zertifizierungsaudits der Zertifizierungsstelle zur Überprüfung des Verfahrens und der Auditoren der Zertifizierungsstelle teil.

Die Deutsche Akkreditierungsstelle GmbH (DAkkS)[21] ist gemäß Verordnung (EG) Nr. 765/2008 und dem Akkreditierungsstellengesetz (AkkStelleG) die nationale Akkreditierungsstelle der Bundesrepublik Deutschland. Sie erfüllt als alleinige Akkreditierungsstelle hoheitliche Akkreditierungsaufgaben als beliehene Stelle unter Aufsicht des Bundes.

---

21 Gesellschafter der GmbH sind die Bundesrepublik Deutschland, die Bundesländer (Bayern, Hamburg, Nordrhein-Westfalen) sowie der Bundesverband der Deutschen Industrie e. V. zu jeweils einem Drittel.

3 Anforderungen der DIN EN ISO 9001:2015 und DIN EN 15224:2017 – Hinweise zur Nutzung des Leitfadens

Die DIN EN ISO 9001:2015 gliedert sich in 10 Kapitel.

Nach einem Vorwort und Einleitung folgen Kapitel 1 »Anwendungsbereich«, Kapitel 2 »Normative Verweise« und Kapitel 3 »Begriffe«, wobei hier lediglich auf die DIN EN ISO 9000 verwiesen wird. Zusätzlich gibt es Anhänge, die informativen Charakter haben. Aspekte dieser Normenkapitel, die für den Aufbau des Qualitätsmanagementsystems relevant sind, werden im Kapitel 2 erläutert.

Lediglich die Kapitel 4 bis 10 enthalten Normenforderungen an den Aufbau des Qualitätsmanagementsystems, die im Rahmen einer Zertifizierung überprüft werden.

Um die Orientierung zu erleichtern, entsprechen die nun folgenden Kapitel 4 »Kontext der Organisation«, Kapitel 5 »Führung«, Kapitel 6 »Planung«, Kapitel 7 »Unterstützung«, Kapitel 8 »Betrieb«, Kapitel 9 »Bewertung der Leistung« und Kapitel 10 »Verbesserung« der Gliederung der DIN EN ISO 9001:2015-11.

Jedem Kapitel bzw. Unterkapitel ist zunächst der Normentext der DIN EN ISO 9001:2015-11[22] in kursiver Schrift vorangestellt. Vom Normentext der DIN EN ISO 9001 abweichende Ergänzungen der DIN EN 15224:2017-5 werden in Klammern […] dargestellt. Danach folgen Erläuterungen zu dem jeweiligen Text mit Hinweisen zur Umsetzung der jeweiligen Normenforderung. Wo es sinnvoll und zweckmäßig erscheint, werden Beispiele angeführt. Diese Beispiele sollen den Inhalt der Normenforderung verständlich machen. Es ist keinesfalls beabsichtigt, exemplarische Lösungen vorzustellen, die in jedem Fall zu übernehmen sind.

Wie schon mehrfach betont, geben DIN EN ISO 9001 und DIN EN 15224 einen Rahmen für ein Qualitätsmanagement einer Einrichtung vor; wie dieser auszufüllen ist, muss in jedem Krankenhaus, jeder Abteilung individuell überlegt werden. Daher können die Beispiele nur erläutern und gegebenenfalls Anregungen liefern, sollen jedoch keinesfalls die Erarbeitung eigener Lösungen ersetzen.

Es folgen Hinweise zu Nachweisen, anhand derer die Umsetzung der Normenforderung dargelegt werden kann.

---

22 Wiedergegeben mit Erlaubnis des DIN Deutsches Institut für Normung e. V. Maßgebend für das Anwenden der DIN-Norm ist deren Fassung mit dem neuesten Ausgabedatum, die bei der Beuth Verlag GmbH, Burggrafenstraße 6, 10787 Berlin, erhältlich ist.

Den Abschluss eines Kapitels oder Unterkapitels bilden Fragen zur Selbstüberprüfung, anhand derer der Leser den Grad der Umsetzung der jeweiligen Normenforderung in seinem eigenen Bereich bewerten kann und die als Grundlage für interne Audits verwendet werden können.

Die Fragen beziehen sich hierbei auf die gesamte Einrichtung oder den Bereich eines Krankenhauses, beispielsweise eine Abteilung oder ein Zentrum (z. B. Brustzentrum, Darmzentrum), in dem das Qualitätsmanagementsystem eingeführt wird.

In den Fragen werden die Begriffe »Organisation« und »Organisationsleitung« verwendet – damit ist die jeweilige Einrichtung oder der Bereich gemeint, in dem das Qualitätsmanagementsystem eingeführt ist. Mit der Organisationsleitung ist die für den Geltungsbereich verantwortliche Führung gemeint.

Diese Fragen finden sich in den Checklisten und Maßnahmenplänen in Kapitel 11 »Anhang« am Ende dieses Buches wieder. Die Checklisten können zur Selbstbewertung, z. B. im Rahmen interner Audits, eingesetzt werden.

4 Kontext der Organisation

Dieses Normenkapitel beinhaltet vollkommen neue Aspekte für die Gestaltung eines Qualitätsmanagementsystems. Während bei der DIN EN ISO 9001:2008 bislang die Erwartungen der Kunden als Leistungsempfänger der Organisation im Fokus standen, gilt es nun, die Organisation in ihrem weiteren Umfeld zu betrachten und beispielsweise nicht nur den Kunden, sondern auch andere Interessensgruppen zu berücksichtigen.

Weiterhin umfasst das Kapitel Anforderungen zur Festlegung des Geltungsbereiches des Qualitätsmanagementsystems sowie zum Prozessmanagement.

4.1 Verstehen der Organisation und ihres Kontextes

Die Organisation [der Gesundheitsversorgung] muss externe und interne Themen bestimmen, die für ihren Zweck und ihre strategische Ausrichtung relevant sind und sich auf ihre Fähigkeit auswirken, die beabsichtigten Ergebnisse ihres Qualitätsmanagementsystems zu erreichen.

[Organisationen der Gesundheitsversorgung müssen bestimmen, welche Dienstleistungen der Gesundheitsversorgung sie als Ergebnisse von klinischen Prozessen für bestimmte Gesundheitsprobleme/-beschwerden den Patienten anbieten.]

Die Organisation [der Gesundheitsversorgung] muss Informationen über diese externen und internen Themen überwachen und überprüfen. [Organisationen der Gesundheitsversorgung müssen Informationen über die angesammelten Ergebnisse bezüglich der Qualitätsmerkmale/-anforderungen für die ausgeführten klinischen Prozesse überwachen und überprüfen.]

Unter dem Kontext der Organisation versteht man die Rahmenbedingungen der Organisation. Dieser wird durch vielfältige externe und interne Einflüsse gebildet.

Externe Faktoren sind beispielsweise gesetzliche, wirtschaftliche, technische, kulturelle, soziale, wettbewerbliche, soziale Einflüsse auf die Organisation. **Interne Faktoren** betreffen Kultur, Werte, Wissen, Leistung der Organisation, Strukturen, Prozesse und Ressourcen der Organisation.

4 Kontext der Organisation

Es müssen nicht alle erdenklichen Einflüsse betrachtet werden, sondern solche, die sich auf den Zweck und die strategische Ausrichtung der Organisation sowie die Ergebnisse des Qualitätsmanagementsystems auswirken. Diese gilt es regelmäßig zu betrachten und zu bewerten.

Erstmalig taucht hier in den normativen Anforderungen der DIN EN ISO 9001 der Begriff »Strategie« auf. Während es bislang möglich war, ein Qualitätsmanagementsystem ohne zugrundeliegende Strategie aufzubauen, wird nun der Abgleich zwischen Kontext, System und Strategie, sowie Qualitätspolitik und Qualitätszielen gefordert (▶ Kap. 5.1).

15224

Zusätzlich hierzu fordert die DIN EN 15224 die Festlegung, welche Dienstleistungen die Einrichtung für welche Krankheitsbilder bzw. Patientengruppen anbietet. Die internen und externen Themen müssen hinsichtlich der Qualitätsmerkmale bzw. Qualitätsanforderungen der ausgeführten klinischen Prozesse ausgewertet werden.

Hinweise zur Umsetzung

Ein methodisches Vorgehen zur Erfüllung dieser Normenanforderung könnte in der Durchführung einer sogenannten »SWOT-Analyse« bestehen.

Hierbei werden organisationsinterne Stärken und Schwächen sowie von außen auf die Organisation einwirkende Chancen und Bedrohungen betrachtet (▶ Abb. 4.1).

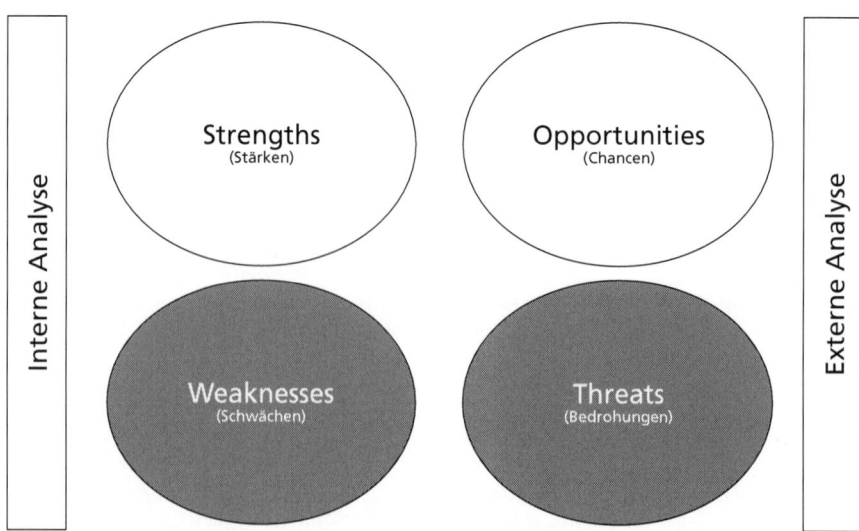

Abb. 4.1: SWOT-Analyse

Die Analyse sollte durch die Klinikleitung bzw. auf Abteilungsebene durchgeführt werden. Hierbei können die folgenden Fragen genutzt werden.

> **Beispiel**
> **Analysefragen Stärken**
>
> - *Welche Stärken hat das Leistungsangebot der Einrichtung/Abteilung?*
> - *Welche Leistungen erzielen sehr gute Ergebnisse in Bezug auf medizinische Ergebnisqualität?*
> - *Über welche besonderen Kompetenzen und Fähigkeiten verfügen die Mitarbeiter der Einrichtung/Abteilung?*
> - *Welche besonderen Ausstattungsmerkmale hat die Einrichtung/Abteilung?*
> - *Wie schnell können freiwerdende Stellen mit kompetenten Mitarbeitern besetzt werden?*
> - *Welche Stärken ergeben sich aus internen/externen Kooperationen?*
> - *Was schätzen Patienten und Zuweiser an der Einrichtung/Abteilung im Besonderen?*
> - *Welche Abteilungen/Ärzte/Therapeuten haben einen guten Ruf?*
> - *Wie ist die Leistungsentwicklung?*
>
> **Analysefragen Schwächen**
>
> - *Welche Schwächen weist das Leistungsangebot der Einrichtung/Abteilung auf?*
> - *Welche Leistungen weisen unterdurchschnittliche Ergebnisse in Bezug auf medizinische Ergebnisqualität auf?*
> - *In welchen Bereichen fehlen Kompetenzen oder Fähigkeiten der Mitarbeiter?*
> - *Wo bestehen Mängel hinsichtlich Ausstattung/Infrastruktur?*
> - *Welche Stellen können nicht oder nur schwer besetzt werden?*
> - *Welche Prozesse weisen Verbesserungsbedarf auf?*
> - *Wo bestehen Schnittstellenprobleme mit anderen Bereichen?*
> - *Welche Abteilungen/Ärzte/Therapeuten haben eine schlechte Reputation?*
> - *Wie ist die Leistungsentwicklung? Sind Zuweiser-/Patientenzahlen rückläufig?*
> - *Gibt es kritische Rückmeldungen von Patienten oder Zuweisern?*
>
> **Analysefragen Chancen**
>
> - *Welche Chancen ergeben sich aus Änderungen gesetzlicher Vorgaben?*
> - *Welche Chancen ergeben sich aus Planvorgaben (z. B. Mindestmengenanforderungen, planungsrelevante Qualitätsindikatoren)?*
> - *Welche Chancen bieten demografische Veränderungen?*

- *Welche Möglichkeiten bieten neue Behandlungsverfahren, Technologien, Medikamente?*
- *Welche Möglichkeiten bieten Veränderungen von Wettbewerb/Mitbewerbern/Kooperationen?*

Analysefragen Bedrohungen

- *Welche Risiken ergeben sich aus Änderungen gesetzlicher Vorgaben?*
- *Welche Risiken ergeben sich aus Planvorgaben (z. B. Mindestmengenanforderungen, planungsrelevante Qualitätsindikatoren)?*
- *Welche Risiken entstehen infolge demografischer Veränderungen?*
- *Welche Risiken werden durch Veränderungen an Behandlungsverfahren, Technologien, Medikamenten verursacht?*
- *Welche Risiken entstehen aufgrund sich verändernder Wettbewerbssituationen/Kooperationen?*
- *Welche Herausforderungen werden in den nächsten 2/3/4 Jahren zu bewältigen sein?*

15224

In die Analyse müssen auch die Qualitätsanforderungen in Bezug auf die klinischen Prozesse einbezogen und deren Ergebnisse ausgewertet werden.

Nachweise

- SWOT-Analyse
- Analyse der gesetzlichen Anforderungen
- Strategie
- Fragen zur Selbstüberprüfung
- Wettbewerbsanalysen

Fragen zur Selbstüberprüfung

4.1.1 Auf welche Weise ermittelt die Organisation externe und interne Themen mit Relevanz für ihren Zweck, ihre strategische Ausrichtung und das Qualitätsmanagementsystem?
4.1.2 Wie werden die Ergebnisse der Analyse in die Strategieentwicklung einbezogen?
4.1.3 Welche gesetzlichen Anforderungen mit Auswirkungen auf finanzielle und personelle Ressourcen sind für die Organisation von Bedeutung?

15224

4.1.4 Hat die Organisation festgelegt, welche medizinisch/pflegerischen Leistungen erbracht werden?
4.1.5 Auf welche Weise werden Ergebnisse bezüglich Qualitätsanforderungen für ausgeführte klinische Prozesse überwacht und überprüft?

4.2 Verstehen der Erfordernisse und Erwartungen interessierter Parteien

Aufgrund ihrer Auswirkung bzw. potentiellen Auswirkung auf die Fähigkeit der Organisation zur beständigen Bereitstellung von Produkten und Dienstleistungen [für die Gesundheitsversorgung], die die Anforderungen der Kunden und die zutreffenden gesetzlichen und behördlichen Anforderungen erfüllen, muss die Organisation

a) die interessierten Parteien, die für ihr Qualitätsmanagementsystem relevant sind; [Die wichtigste interessierte Partei und der Hauptkunde für die Gesundheitsversorgung sind die Patienten und die Patientenpopulation-gegenwärtige und potentielle Patienten-ist von der Organisation der Gesundheitsversorgung zu bestimmen. Identifizierung und Bestimmung von interessierten Parteien für die Gesundheitsversorgung müssen dokumentiert werden.]

b) die für ihr Qualitätsmanagementsystem relevanten Anforderungen dieser interessierten Parteien bestimmen. [Die Gesundheitsbedarfe- z.B. durch Analyse epidemiologischer Daten- und die Bedürfnisse und Erwartungen der Bevölkerung bezüglich der Tätigkeiten der Gesundheitsversorgung sind Beispiele für maßgebliche Bedürfnisse und Erwartungen an eine Organisation der Gesundheitsversorgung, die festgelegt und verstanden werden müssen.]

Die Organisation muss Informationen über diese interessierten Parteien und deren relevanten Anforderungen überwachen und überprüfen.

Eine wesentliche Zielsetzung des Qualitätsmanagements besteht darin, die Organisation dabei zu unterstützen, Leistungen zu erbringen und auf diese Weise Kundenanforderungen zu erfüllen. Kundenorientierung war bereits in der DIN EN ISO 9001:2008 eine zentrale Anforderung.

Kundenorientierung bedeutet dabei die Ausrichtung der Organisation an den Anforderungen ihrer Kunden, deren Bedürfnissen und Erwartungen. Ein Kunde ist dabei jeder, ob intern oder extern, der von einer Organisation Leistungen empfängt.

Nun wird diese Sichtweise auf die »interessierten Parteien« ausgeweitet, also jene internen oder externen Interessensgruppen, die von den unternehmerischen Tätigkeiten einer Organisation direkt oder indirekt betroffen sind (▶ Kap. 2.1.6). Es müssen die für die Einrichtung relevanten Interessensgruppen definiert, deren Anforderungen identifiziert und überwacht werden.

15224

Die DIN EN 15224 definiert als Hauptkunden in der Gesundheitsversorgung gegenwärtige und zukünftige Patienten. Im Qualitätsmanagementsystem muss dokumentiert werden, wie diese identifiziert und bestimmt werden. Es gilt, die Gesundheitsbedarfe, Bedürfnisse und Erwartungen der Bevölkerung zu erkennen und das Leistungsangebot entsprechend zu gestalten. Hierbei sind nationale behördliche regulative Vorgaben zu berücksichtigen, beispielweise im Rahmen der Krankenhausbedarfsplanung.

Bei der Planung und Erbringung der Leistungen müssen sich Anbieter von Gesundheitsleistungen auch an geltende gesetzliche und behördliche Anforderungen halten. Die Norm bewegt sich nicht »neben« den gesetzlichen Bestimmungen, sondern fordert ausdrücklich deren Einhaltung.

Es gilt daher, im Rahmen einer Zertifizierung nicht nur die Forderungen der DIN EN ISO-Norm zu erfüllen, sondern auch die für Einrichtungen im Gesundheitsweisen relevanten gesetzlichen/behördlichen Anforderungen.

Die Einhaltung dieser gesetzlichen Bestimmungen wird im Rahmen von Zertifizierungsaudits überprüft!

Hinweise zur Umsetzung

Ermittlung der für die Einrichtung, Klinik oder Abteilung geltenden gesetzlichen Bestimmungen, beispielsweise

- Arzneimittelgesetz (AMG)
- Betäubungsmittelgesetz (BtMG)
- Betäubungsmittelverschreibungsverordnung (BtMVV)
- Infektionsschutzgesetz (IfSG)
- Medizinproduktegesetz (MPG)
- Verordnung über das Errichten, Betreiben und Anwenden von Medizinprodukten Medizinprodukte-Betreiberverordnung – MPBetreibV)
- Verordnung über den Schutz vor Schäden durch Röntgenstrahlen (RöV)
- Verordnung über den Schutz vor Schäden durch ionisierende Strahlen (StrlSchV)
- Transfusionsgesetz (TFG)
- Hämotherapie-Richtlinie zur Gewinnung von Blut und Blutbestandteilen und zur Anwendung von Blutprodukten
- Arbeitsschutzgesetz (ArbSchG)

4.2 Verstehen der Erfordernisse und Erwartungen interessierter Parteien

- Gefahrstoffverordnung (GefStoffV)
- Biostoffverordnung (BioStoffV)
- Bundesdatenschutzgesetz/Landesdatenschutzgesetz

Jede Klinik/Abteilung muss zunächst eine Bestandsaufnahme durchführen, um festzustellen, welche gesetzlichen und behördlichen Anforderungen auf sie zutreffen und überprüfen, ob sie diesen in allen Punkten gerecht wird.

Häufig wird die Einhaltung gesetzlicher Anforderungen über das Beauftragtenwesen bearbeitet.

Weiterhin gilt es festzulegen, wer die Kunden und andere relevante interessierte Parteien des Krankenhauses/der Abteilung sind. Hiermit sind bei weitem nicht »nur« die Patienten gemeint. Allerdings gilt es nicht, jede erdenkliche Interessensgruppe zu berücksichtigen, sondern nur die, die für die Einrichtung und den Anwendungsbereich des Qualitätsmanagementsystems von Bedeutung sind.

Die Komplexität der unterschiedlichen Interessengruppen, deren Anforderungen und Erwartungen ein Krankenhaus gerecht werden sollte, soll Abbildung 4.2 verdeutlichen.

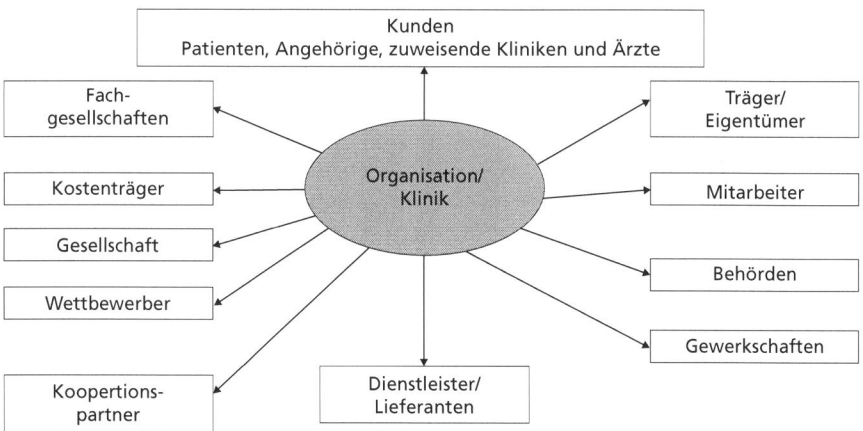

Abb. 4.2: Interessierte Parteien

Beispiel

Unter Umständen ist es sinnvoll, eine Übersicht über die relevanten interessierten Parteien des Krankenhauses zu erstellen sowie auf Abteilungs- oder Zentrumsebene, da hier hinsichtlich der Bedeutung unterschiedliche Schwerpunkte bestehen können. So hat beispielsweise der Rettungsdienst als interessierte Partei für eine Notaufnahme eine andere Bedeutung als in einer Abteilung für Pathologie.

Die Organisation muss die Anforderungen ihrer Kunden und relevanten interessierten Parteien ermitteln, überwachen und überprüfen. Hierzu bedarf es eines strukturierten Vorgehens.

Wie können diese Informationen in Bezug auf das Leistungsangebot gewonnen werden?

- z. B. durch Kundenbefragung (im Krankenhaus: z. B. Patientenbefragung, Befragung von zuweisenden Ärzten = *externe Kunden*) – siehe hierzu auch Kapitel 9.1.2 oder
- durch Klärung von Erwartungen, die z. B. eine Abteilung (= *interner Kunde*) an den Konsiliardienst einer anderen Abteilung hat und Definition der Ziele (z. B. Durchführung von Konsilen nach Voranmeldung innerhalb von 24 Stunden etc.).

Nachweise

- Auflistung von Kunden und relevanten interessierten Parteien
- Rechtskataster
- Beauftragtenliste
- Ergebnisse von Befragungen

Fragen zur Selbstüberprüfung

4.2.1 Auf welche Weise werden relevante interessierte Parteien der Organisation ermittelt und festgelegt?
4.2.2 Wie werden Anforderungen und Erwartungen dieser interessierten Parteien ermittelt?
4.2.3 Wie werden die ermittelten Anforderungen bei Prozessen und Dienstleistungen berücksichtigt?
4.2.4 Wie werden die für die Organisation und ihre Leistungen geltenden gesetzlichen und behördlichen Bestimmungen erfasst und deren Einhaltung sichergestellt?

4.3 Festlegung des Anwendungsbereichs des Qualitätsmanagementsystems

Die Organisation muss die Grenzen und die Anwendbarkeit ihres Qualitätsmanagementsystems bestimmen, um dessen Anwendungsbereich festzulegen. Bei der Festlegung des Anwendungsbereichs muss die Organisation

a) die unter 4.1 genannten externen und internen Themen;

4.3 Festlegung des Anwendungsbereichs des Qualitätsmanagementsystems

b) die unter 4.2 genannten Anforderungen der relevanten interessierten Parteien;
c) die Produkte und Dienstleistungen der Organisation;
d) [die durchgeführten klinischen Prozesse, die im Qualitätsmanagementsystem von Organisationen der Gesundheitsversorgung eingeschlossen sind;]
e) [die Qualitätsanforderungen an klinische Prozesse für die Gesundheitsversorgung;]
f) [die Dienstleistungen der Gesundheitsversorgung als Ergebnisse von klinischen Prozessen, die Ausbildung und die Forschung, die von der Organisation für die Gesundheitsversorgung bereitgestellt werden.]

berücksichtigen. Die Organisation [der Gesundheitsversorgung] muss sämtliche Anforderungen dieser Norm anwenden, wenn sie innerhalb des festgelegten Anwendungsbereichs ihres Qualitätsmanagementsystems anwendbar sind. Der Anwendungsbereich des Qualitätsmanagementsystems der Organisation muss als dokumentierte Information verfügbar sein und aufrechterhalten werden. Der Anwendungsbereich muss die Arten der behandelten Produkte und Dienstleistungen angeben und eine Begründung für jede Anforderung dieser Norm liefern, die von der Organisation als nicht zutreffend hinsichtlich des Anwendungsbereiches ihres Qualitätsmanagementsystems bestimmt wird.

Die Konformität mit dieser Norm darf nur dann beansprucht werden, wenn die Anforderungen, die als nicht zutreffend bestimmt wurden, nicht die Fähigkeit oder die Verantwortung der Organisation beeinträchtigen, die Konformität ihrer Produkte und Dienstleistungen sowie die Erhöhung der Kundenzufriedenheit sicherzustellen. [Für eine Organisation der Gesundheitsversorgung müssen alle notwendigen und/oder durchgeführten klinischen Prozesse im Qualitätsmanagementsystem enthalten sein.]

Ein Qualitätsmanagementsystem kann organisationsweit oder in Teilbereichen einer Klinik eingeführt werden, daher ist es wichtig, vorab den Anwendungsbereich zu klären und festzulegen. In diesem Zusammenhang muss geregelt werden, welche Leistungen vom Qualitätsmanagementsystem erfasst werden. Allerdings kann bei der Festlegung des Anwendungsbereiches nicht beliebig vorgegangen werden, da sowohl der Kontext als auch die Anforderungen der relevanten interessierten Parteien, der Stakeholder der Organisation, berücksichtigt werden müssen.

So ist es beispielsweise wenig sinnvoll, nur den Bereich der Krankenpflege in ein Qualitätsmanagementsystem einschließen zu wollen, da die Leistungserbringung in einem Krankenhaus interprofessionell erfolgt und demzufolge alle beteiligten Berufsgruppen auch Gegenstand des Qualitätsmanagementsystems sein müssen.

Allerdings wäre es möglich, nur die Leistungserbringung einer Fachabteilung oder eines Zentrums mit einem Qualitätsmanagementsystem zu lenken.

4 Kontext der Organisation

> **15224**
>
> Die DIN EN 15224 fordert zusätzlich die Festlegung der im Geltungsbereich liegenden klinischen Prozesse und Leistungen, einschließlich Ausbildungs- und Forschungstätigkeiten. Dabei müssen auch die für die klinischen Prozesse geltenden Qualitätsanforderungen berücksichtigt werden.

Weiterhin müssen alle Anforderungen der Norm berücksichtigt und erfüllt werden, sofern diese im Anwendungsbereich des Qualitätsmanagementsystems angewendet werden können. Auf diese Weise soll verhindert werden, dass die Einrichtung sich nur solche Anforderungen auswählt, die einfach und leicht zu erfüllen sind.

Wenn eine oder mehrere Anforderungen für die Organisation nicht zutreffen, kann deren Anwendung mit entsprechender schriftlicher Begründung unterbleiben. Die Organisation muss allerdings darlegen, dass deren Prozesse und Leistungen dadurch nicht negativ beeinflusst werden oder gesetzliche, behördliche Anforderungen hiervon nicht beeinträchtigt werden.

Hinweise zur Umsetzung

Es muss der Anwendungsbereich des Qualitätsmanagements einschließlich der hiervon betroffenen Prozesse und Leistungen schriftlich festgelegt werden.

Die DIN EN 15224 fordert dies für alle klinischen Prozesse und die hierfür geltenden Qualitätsanforderungen, einschließlich Ausbildung und Forschungstätigkeiten. Sollten Normenforderungen nicht zur Anwendung kommen, muss dies schriftlich begründet werden.

Häufig stellt sich die Frage, ob die Anforderung 8.3. »Entwicklung« angewendet werden kann oder nicht. Projektmanagement oder Prozessentwicklung sind keine Entwicklung im Sinne der DIN EN ISO 9001, sofern dies keinen Einfluss auf die Leistungserbringung hat.

> **Beispiele**
>
> Im Rahmen eines Projektes installiert eine Klinik in den Patientenzimmern WLAN, um den Patienten Internetzugang zu ermöglichen.
> *Bewertung:* Keine Entwicklung. Normenforderung 8.3. muss nicht angewendet werden.
>
> Eine Klinik optimiert den Aufnahmeprozess, um Wartezeiten für Patienten zu verringern.
> *Bewertung:* Keine Entwicklung. Normenforderung 8.3. muss nicht angewendet werden.
>
> Im Rahmen eines Forschungsprojektes wird ein neues Behandlungsverfahren erprobt.

4.3 Festlegung des Anwendungsbereichs des Qualitätsmanagementsystems

Bewertung: Entwicklungstätigkeit. Normenforderung 8.3. muss angewendet werden.

Es wird eine neue Behandlungsmethode, die bereits an anderen Kliniken eingesetzt wird, eingeführt.
Bewertung: Dies kann als Entwicklung angesehen werden, Kapitel 8.3. muss allerdings nicht verpflichtend angewendet werden.

15224

Da die DIN EN 15224 ein anderes Verständnis von Entwicklung hat und bereits eine Prozessüberarbeitung als Entwicklung betrachtet, kann man die Anforderungen des Kapitels 8.3 nicht ausschließen (▶ Kap. 8.3).

Nachweise

- Dokumentation des Anwendungsbereiches des Qualitätsmanagementsystems, einschließlich der hierin geltenden Prozesse und Leistungen, ausgelagerte Prozesse und deren Schnittstellen mit der Organisation (z. B. in Form einer Prozesslandkarte).
- Sofern zutreffend: Begründungen, welche Normenanforderungen keine Anwendung finden.

Fragen zur Selbstüberprüfung

4.3.1 Wie ist der Anwendungsbereich des Qualitätsmanagementsystems festgelegt?
4.3.2 Welche Normenanforderungen wurden als nicht anwendbar definiert?
4.3.3 Liegen Begründungen für diese nicht anwendbaren Normenanforderungen vor?

15224

4.3.4 Sind im Anwendungsbereich alle notwendigen und/oder durchgeführten klinischen Prozesse der Organisation enthalten?
4.3.5 Umfasst der Anwendungsbereich Prozesse der Ausbildung und Forschung?

4.4 Qualitätsmanagementsystem und seine Prozesse

Die Organisation muss entsprechend den Anforderungen dieser Internationalen Norm ein Qualitätsmanagementsystem aufbauen, verwirklichen, aufrechterhalten und fortlaufend verbessern, einschließlich der benötigten Prozesse und ihrer Wechselwirkungen [und in Bezug auf die Qualitätsanforderungen für die Gesundheitsversorgung.]

Die Organisation muss die Prozesse, [einschließlich aller klinischen Prozesse], bestimmen, die für das Qualitätsmanagementsystem benötigt werden, sowie deren Anwendung innerhalb der Organisation festlegen, und muss:

a) die erforderlichen Eingaben und die erwarteten Ergebnisse dieser Prozesse bestimmen;
b) die Abfolge und Wechselwirkung dieser Prozesse bestimmen;
c) die Kriterien und Verfahren (einschließlich Überwachung, Messungen und die damit verbundenen Leistungsindikatoren), die benötigt werden, um das wirksame Durchführen und Steuern dieser Prozesse sicherzustellen, bestimmen und anwenden [und d.h. die Übereinstimmung mit den Qualitätsanforderungen für die Gesundheitsversorgung sicherstellen;]
d) die für diese Prozesse, [einschließlich des Risikomanagements], benötigten Ressourcen bestimmen und deren Verfügbarkeit sicherstellen:
e) die Verantwortlichkeiten und Befugnisse für diese Prozesse, [einschließlich des Risikomanagements], zuweisen;
f) die in Übereinstimmung mit den Anforderungen nach 6.1. bestimmten Risiken und Chancen behandeln; [Aspekte, die das klinische Risikomanagement betreffen, müssen ausdrücklich adressiert werden];
g) diese Prozesse bewerten und jegliche Änderungen umsetzen, die notwendig sind, um sicherzustellen, dass diese Prozesse ihre beabsichtigen Ergebnisse erzielen;
h) die Prozesse und das Qualitätsmanagementsystem verbessern;
i) [Maßnahmen implementieren, die notwendig für das Erhalten von Ergebnissen, die konform zu den Qualitätsanforderungen bezogen auf die Qualitätsaspekte für die Gesundheitsversorgung sind.]

Die Organisation muss in erforderlichem Umfang:

a) dokumentierte Informationen aufrechterhalten, um die Durchführung ihrer Prozesse zu unterstützen;
b) dokumentierte Informationen aufbewahren, so dass darauf vertraut werden kann, dass die Prozesse wie geplant durchgeführt werden.

Eine Organisation – also ein Krankenhaus, eine Abteilung oder auch der Bereich eines Krankenhauses –, die sich zur Einführung eines QM-Systems entsprechend DIN EN ISO 9001:2015 oder DIN EN 15224:2017 entschlossen hat, muss die in dieser Norm festgelegten Anforderungen erfüllen und sich dazu verpflichten, ein Qualitätsmanagementsystem

- *aufzubauen*, d. h. die nötigen organisationalen, strukturellen und personellen Voraussetzungen zu schaffen,
- *zu verwirklichen*, d. h. die getroffenen Festlegungen und Regelungen umzusetzen und »zu leben«,
- *aufrechtzuerhalten, d. h. für einen nachhaltigen Fortbestand des Qualitätsmanagements zu sorgen*, dieses an Veränderungen der Organisation, ihres Umfeldes etc. anzupassen,
- *fortlaufend zu verbessern*, einschließlich der Prozesse und ihrer *Wechselwirkungen*.

Die DIN EN ISO 9001 beschreibt ein prozessorientiertes Qualitätsmanagement. Die Leistungserbringung erfolgt über Prozesse, daher haben Planung, Umsetzung und Verbesserung von Prozessen eine große Bedeutung. Die Anforderungen an das Prozessmanagement wurden in der Norm im Vergleich zu ihrer Vorgängerversion ausgeweitet und verschärft. Prozesse werden nicht einzeln betrachtet, sondern immer in ihrem Zusammenwirken mit den anderen Prozessen der Einrichtung. Es müssen die für das Qualitätsmanagementsystem und die zur Leistungserbringung erforderlichen Prozesse identifiziert, sowie deren Anwendung innerhalb der Einrichtung festgelegt werden.

15224

Die DIN EN 15224 bezieht sich hierbei ausdrücklich auf die klinischen Prozesse.

Hinweise zur Umsetzung

- Für jeden Prozess gilt es zu regeln:
- *INPUT*: Welche Eingaben (z. B. Informationen, Materialien, Energie) werden für den Prozess benötigt?
- *OUTPUT*: Zu welchen Ergebnissen soll der Prozess führen, z. B. die Prozessziele?
- *WECHSELWIRKUNG*: Mit welchen Prozessen steht der Prozess in Verbindung: Was sind vorgelagerte, was sind nachgelagerte Prozesse?
- *STEUERUNG*: Anhand welcher Kriterien und mit welchen Methoden wird der Prozess gesteuert?
- *RESSOURCEN*: Welche Ressourcen (Material, Personen) werden für die Durchführung des Prozesses benötigt und wie werden diese sichergestellt?
- *VERANTWORTLICHKEITEN*: Wer ist der Prozessverantwortliche/Prozesseigner?

- *CHANCEN UND RISIKEN:* Welche Chancen und welche Risiken wirken im Prozess? Wie kann Risiken entgegengewirkt werden?
- *BEWERTUNG UND VERBESSERUNG:* Wie wird der Prozess bewertet und erforderlicherer Verbesserungsbedarf umgesetzt?

15224

Die DIN EN 15224 fordert ausdrücklich, Maßnahmen zu ergreifen, um sicherzustellen, dass die Prozesse die Qualitätsanforderungen erfüllen.

Die Norm macht keine Vorgaben, wie die Prozessbeschreibungen auszusehen haben. Diese können in jeglicher Form vorliegen.

Eine Möglichkeit besteht in einer tabellarischen Darstellung, alternativ kann die Darstellung auch in Form eines Flussdiagrammes erfolgen.

Zur Prozesssteuerung fordert die Norm unter anderem die Festlegung von Leistungsindikatoren[23]. Diese müssen so gewählt werden, dass sie Rückschlüsse auf die Prozess- oder Ergebnisqualität ermöglichen.

Beispiel

Prozess: Aufnahme eines Patienten in der Notaufnahme

1. Leistungsindikator: Zeit vom Eintreffen des Patienten bis Erstkontakt Triagierung (Prozessindikator)
2. Leistungsindikator: Anteil der Patienten mit zutreffender Ersteinschätzung (Ergebnisindikator)

Die Norm fordert die Beschreibung der Wechselwirkung der Prozesse. Hierbei geht es um die Frage der Abfolge der Prozesse und ihrer gegenseitigen Beeinflussung. Eine Möglichkeit der Darstellung dieser Wechselwirkung von Prozessen ist die Darstellung in einer Prozesslandschaft/Prozesslandkarte (▶ Abb. 4.3).

Die oberste Zeile bildet hierbei die Führungsprozesse ab, die mittlere die patientenversorgenden Prozesse, darunter finden sich die Unterstützungsprozesse, sowie die ausgegliederten Prozesse.

---

[23] Ein Leistungsindikator dient als Messinstrument der Beurteilung eines Aspektes der qualitativen oder quantitativen Leistung eines Unternehmens. Es gibt finanzielle und nicht finanzielle Leistungsindikatoren.

4.4 Qualitätsmanagementsystem und seine Prozesse

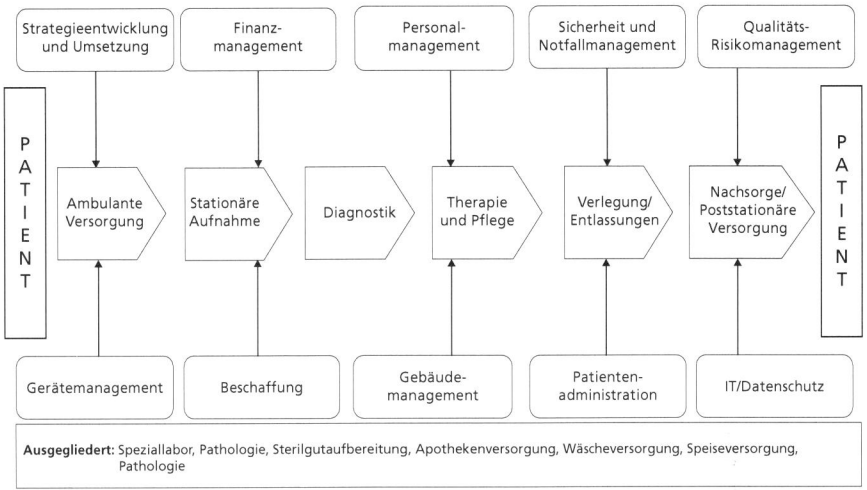

Abb. 4.3: Prozesslandkarte

Bei der Betrachtung der Wechselwirkung der Prozesse geht es um die Frage der Abfolge der Prozesse und ihrer gegenseitigen Beeinflussung. Dies soll am folgenden Beispiel erläutert werden.

> **Beispiel**
>
> Der Aufnahmeprozess ist den Prozessen der Diagnostik, Therapie und Pflege vorgeschaltet. Zwischen allen diesen Prozessen bestehen Wechselwirkungen. So kann beispielsweise keine Therapie erfolgen, ohne dass bei einem stationären Patienten zunächst die Aufnahme und diagnostische Maßnahmen erfolgten. Finden Veränderungen an einem vorgelagerten Prozess statt, stellt sich die Frage, ob dies zu Veränderungen am nachgelagerten Prozess führt.
>
> Wird beispielsweise im Bereich der Diagnostik ein neues EDV-System mit elektronischer Befundübermittlung eingeführt, so muss sichergestellt werden, dass alle Bereiche, z. B. Station und OP, die diese Befunde benötigen, Zugriffsmöglichkeiten erhalten, um einen reibungslosen Informationsfluss zu gewährleisten.

Unter ausgegliederten Prozessen versteht man Prozesse, die von der Einrichtung nicht selbst erbracht werden, aber für die Qualität der Leistung der Organisation von Bedeutung sind. Dies können unterstützende Prozesse sein, wie beispielsweise Reinigungsleistungen, oder unmittelbare Prozesse der Patientenversorgung, wie diagnostische Prozesse (Radiologie, Labor, Pathologie). Auch Prozesse, die die Einrichtung nicht selbst erbringt, liegen in ihrem Verantwortungsbereich (▶ Kap. 8.4).

Um die Prozesse sicher und zuverlässig durchzuführen, bedarf es nachvollziehbarer Regelungen, die Norm spricht von dokumentierter Information. Dabei muss es sich keineswegs immer um schriftliche Regelungen handeln. So können Abläufe auch mit Bildern oder Filmen dargestellt werden. Art und Umfang der Dokumentation muss von der Einrichtung festgelegt werden. Hierbei sollte ein risikobasiertes Vorgehen erfolgen (▶ Kap. 7.5.1).

Prozessregelungen, wie Prozessbeschreibungen, Arbeitsanweisungen und Nachweise, wie Patientendokumentation, müssen aufbewahrt werden, um die Durchführung und Ergebnisse der Prozesse nachvollziehen zu können.

Nachweise

- Prozesslandschaft
- Prozessbeschreibungen/-darstellungen
- Prozessaufzeichnungen (Nachweisdokumentation)

Fragen zur Selbstüberprüfung

4.4.1 Wie ist die Vorgehensweise zur Festlegung der Prozesse des Managementsystems und deren Wechselwirkungen?
4.4.2 Umfassen die Prozessbeschreibungen Eingaben und Ergebnisse, Ressourcenbedarf, Regelungen zu Verantwortlichkeiten und Befugnissen, Risiken und Chancen sowie Kriterien zur Prozessbewertung?
4.4.3 Wie erfolgen Bewertung und Verbesserung von Prozessen?
4.4.4 Welche schriftlichen oder sonstigen Regelungen zu Prozessen und Prozessergebnissen liegen vor?
4.4.5 Wie lange werden Regelungen zu Prozessen und Prozessergebnissen archiviert?
4.4.6 Wie erfolgt die Steuerung ausgegliederter Prozesse?

15224

4.4.7 Liegen Regelungen für alle notwendigen/durchgeführten klinischen Prozesse vor?
4.4.8 Wie werden die Qualitätsaspekte der Gesundheitsversorgung bei der Prozessgestaltung berücksichtigt?
4.4.9 Wie werden bei den Prozessen Aspekte des klinischen Risikomanagements berücksichtigt?
4.4.10 Wie werden Ressourcen für das Risikomanagement bestimmt und sichergestellt?
4.4.11 Wie werden Maßnahmen zur Erfüllung der Qualitätsanforderungen anhand der Qualitätsaspekte der Gesundheitsversorgung implementiert?

5 Führung

Dieses Normenkapitel beschreibt die Aufgaben und Verantwortlichkeiten der Unternehmensführung in Bezug auf das Qualitätsmanagementsystem. Neben der Festlegung einer Qualitätspolitik und Klärung und Zuschreibung von Verantwortlichkeiten betrifft dies insbesondere die Bereitstellung der für das Qualitätsmanagementsystem erforderlichen Ressourcen. Zudem wird von den Führungskräften ein Bekenntnis zum und Einsatz für das Qualitätsmanagement erwartet. Weiterhin umfasst dieses Kapitel Anforderungen zur Kundenorientierung.

5.1 Führung und Verpflichtung

5.1.1 Allgemeines

Die oberste Leitung muss in Bezug auf das Qualitätsmanagementsystem Führung und Verpflichtung zeigen, indem sie:

a) die Rechenschaftspflicht für die Wirksamkeit des Qualitätsmanagementsystems übernimmt;
b) sicherstellt, dass die Qualitätspolitik und die Qualitätsziele für das Qualitätsmanagementsystem festgelegt und mit dem Kontext und der strategischen Ausrichtung der Organisation vereinbar sind;
c) sicherstellt, dass die Anforderungen des Qualitätsmanagementsystems in die Geschäftsprozesse der Organisation integriert werden, [d. h. sicherstellt, dass alle bereitgestellten klinischen Prozesse einer Organisation in das Qualitätsmanagementsystem eingeschlossen sind];
d) die Anwendung des prozessorientierten Ansatzes und das risikobasierte Denken fördert; [d. h. sicherstellt, dass klinisches Risikomanagement ein integrierter Teil des Qualitätsmanagementsystems ist];
e) sicherstellt, dass die für das Qualitätsmanagementsystem erforderlichen Ressourcen zur Verfügung stehen, [einschließlich derer, die zur Erfüllung der Qualitätsziele und Qualitätsanforderungen erforderlich sind];
f) die Bedeutung eines wirksamen Qualitätsmanagements sowie die Wichtigkeit der Erfüllung der Anforderungen des Qualitätsmanagementsystems ver-

mittelt, [einschließlich der Wichtigkeit der Gesundheitsversorgungsbedarfe und Erwartungen der Patienten an ihre Gesundheitsversorgung in Bezug auf die Qualitätsaspekte];

g) sicherstellt, dass das Qualitätsmanagementsystem seine beabsichtigten Ergebnisse erzielt, [einschließlich derer, die zur Erfüllung der Qualitätsziele und Qualitätsanforderungen erforderlich sind];

h) Personen einsetzt, anleitet und unterstützt, damit diese zur Wirksamkeit des Qualitätsmanagementsystems beitragen;

i) Verbesserung fördert;

j) andere relevante Führungskräfte unterstützt, um deren Führungsrolle in deren jeweiligem Verantwortungsbereich deutlich zu machen.

Die Entscheidung über die Einführung eines Qualitätsmanagementsystems ist eine strategische, die durch die oberste Führungsebene einer Organisation getroffen werden muss, beispielsweise die Krankenhaus-/Einrichtungsleitung.

Qualitätsmanagement ist ein Führungsinstrument, das die Leitung im Rahmen ihrer Führungstätigkeit unterstützen und zu einem nachhaltigen Unternehmenserfolg beitragen soll. Daher werden der »obersten Leitung«, gemeint ist hiermit die oberste Führungsebene einer Organisation, klare Zuständigkeiten und Verantwortlichkeiten innerhalb des Qualitätsmanagements zugeschrieben. Die Einführung, Aufrechterhaltung und ständige Verbesserung eines QM-Systems gelingen nicht ohne volle Unterstützung der Leitung. Damit diese Unterstützung kein unverbindliches Lippenbekenntnis bleibt, hat die Norm klare Anforderungen an die Leitungsebene definiert

Im Vergleich zur Vorgängernorm wurden in der DIN EN ISO 9001:2015 die Anforderungen an die Führung deutlich verschärft und präzisiert. Während bislang in der Norm von Verantwortung der Leitung und Selbstverpflichtung (»management commitment«) die Rede war, geht es nun um Führung und Verpflichtung (»leadership and commitment«).

Die Leitung einer Organisation trägt die Verantwortung für die Wirksamkeit des Qualitätsmanagementsystems. Hierzu legt sie Qualitätspolitik und -ziele fest, die wiederum im Einklang mit der strategischen Ausrichtung und dem Zweck (Mission) der Organisation stehen müssen, schließlich soll das Qualitätsmanagement bei der Umsetzung der Unternehmensstrategie unterstützen. Diese Forderung ist eine neue, da bislang die DIN EN ISO 9001 keine Forderung nach einer Unternehmensstrategie enthalten hat. Weiterhin müssen Politik und Ziele den Kontext der Organisation, das Unternehmensumfeld, berücksichtigen.

Es muss gewährleistet sein, dass das Qualitätsmanagement in die Prozesse der Organisation integriert wird. Damit soll verhindert werden, dass das Qualitätsmanagement eine Parallelexistenz innerhalb der Einrichtung führt.

Die Leitung einer Organisation hat zudem die Aufgabe, innerhalb der Organisation die Bedeutung und den Nutzen des Qualitätsmanagements und die Erfüllung der Anforderungen zu vermitteln. Sie soll sich aktiv für Verbesserungen, den prozessorientierten Ansatz und das risikobasierte Denken einsetzen. Es muss sichergestellt werden, dass auch die anderen Führungskräfte das Qualitätsmanagement in ihrem Verantwortungsbereich aktiv unterstützen.

15224

Die DIN EN 15224 fordert, dass alle klinischen Prozesse und das klinische Risikomanagement in das Qualitätsmanagement einbezogen werden.

Die Unternehmensleitung muss zusätzlich zu den Ressourcen für das Qualitätsmanagement die zur Erreichung der Qualitätsziele und Qualitätsanforderungen erforderlichen Mittel zur Verfügung stellen und sicherstellen, dass diese erreicht werden.

Zudem wird gefordert, dass das Qualitätsmanagement die Gesundheitsversorgungsbedarfe und Erwartungen der Patienten berücksichtigt.

Hinweise zur Umsetzung

Es muss gewährleistet sein, dass die Leitung der Organisation ihrer Verantwortung für das Qualitätsmanagement nachkommt. Qualitätspolitik und -ziele müssen von dieser freigegeben sein. Ebenso muss diese die Wirksamkeit des Systems im Rahmen der Managementbewertung überprüfen (▶ Kap. 9.3).

Im Rahmen von Audits muss ein Vertreter der Unternehmensführung zur Verfügung stehen, um den Kontext der Organisation, Qualitätspolitik und wesentliche Aspekte der Qualitätsziele zu erläutern.

15224

Zusätzlich trägt die Organisationsleitung die Verantwortung für das klinische Risikomanagement.

Nachweise

- Unternehmensstrategie
- Beschreibung des Kontextes der Organisation
- Qualitätspolitik und Qualitätsziele
- Managementbewertung
- Investitions- bzw. Budgetplan
- Maßnahmenplanung zum Qualitätsmanagement

15224

- Regelungen zum klinischen Risikomanagement

Fragen zur Selbstüberprüfung

5.1.1.1 Auf welche Weise kommt die Organisationsleitung ihrer Verpflichtung und Verantwortung für das Qualitätsmanagement nach?
5.1.1.2 Berücksichtigen Qualitätspolitik und -ziele den Unternehmenskontext und die Unternehmensstrategie?

5.1.1.3 Wurden Qualitätspolitik und -ziele von der Organisationsleitung freigegeben?
5.1.1.4 Wie wird sichergestellt, dass das Qualitätsmanagement in die Prozesse der Organisation integriert ist?
5.1.1.5 Auf welche Weise fördert die Organisationsleitung Prozessorientierung und risikobasiertes Denken?
5.1.1.6 Wie vermittelt die Organisationsleitung den Mitarbeitern die Bedeutung des Qualitätsmanagements und die Wichtigkeit, dass die Anforderungen des Qualitätsmanagements erfüllt werden?
5.1.1.7 Wie werden die für das Qualitätsmanagement erforderlichen Ressourcen ermittelt und bereitgestellt?
5.1.1.8 Auf welche Weise unterstützt die Organisationsleitung andere Führungskräfte in ihrer Führungsrolle?
5.1.1.9 Gibt es von der Organisationsleitung beauftragte Personen für das Qualitätsmanagement (z. B. Qualitätsmanagementbeauftragte)?

15224

5.1.1.10 Wie wird sichergestellt, dass alle klinischen Prozesse im Qualitätsmanagementsystem eingeschlossen sind?
5.1.1.11 Wie wird das klinische Risikomanagement in das Qualitätsmanagementsystem integriert?
5.1.1.12 Wie wird die Erfüllung der Qualitätsanforderungen gewährleistet?
5.1.1.13 Auf welche Weise berücksichtigt das Qualitätsmanagement die Gesundheitsversorgungsbedarfe und Erwartungen der Patienten?

5.1.2 Kundenorientierung

Die oberste Leitung muss im Hinblick auf die Kundenorientierung [Patienten und andere Kunden] Führung und Verpflichtung zeigen, indem sie sicherstellt, dass:

a) die Anforderungen der Kunden und zutreffende gesetzliche sowie behördliche Anforderungen bestimmt, verstanden und beständig erfüllt werden;
b) die Risiken und Chancen, die die Konformität von Produkten und Dienstleistungen beeinflussen können, sowie die Fähigkeit zur Erhöhung der Kundenzufriedenheit bestimmt und behandelt werden;
c) der Fokus auf die Verbesserung der Kundenzufriedenheit aufrechterhalten wird.

[Die oberste Leitung muss Maßnahmen bestimmen und ergreifen, um jegliche Differenzen zwischen den durch die Patienten oder deren Vertreter zum Ausdruck gebrachten Erwartungen und dem von Angehörigen von Heil- und Gesundheitsberufen festgestellten Gesundheitsversorgungsbedarf des Patienten auszugleichen.

Eingaben anderer interessierter Parteien, zum Beispiel von Verwandten und nächsten Angehörigen oder Patientenorganisationen, müssen ebenfalls berücksichtigt werden.]

Eine wichtige Zielsetzung des Qualitätsmanagements besteht in der Erfüllung von Kundenanforderungen. Kundenorientierung genießt demzufolge einen hohen Stellenwert in der DIN EN ISO 9001:2015 und die Organisationsleitung trägt hierfür die Verantwortung. Kundenorientierung bedeutet die Ausrichtung der Organisation an den Anforderungen ihrer Kunden, deren Bedürfnissen und Erwartungen. Ein Kunde ist dabei jeder, ob intern oder extern, der von einer Organisation Leistungen empfängt.

Es müssen die Kundenanforderungen erkannt und verstanden werden, um diese anschließend zu erfüllen. Im Sinne der kontinuierlichen Weiterentwicklung der Organisation besteht das Ziel darin, die Kundenzufriedenheit ständig zu verbessern.

Auch im Rahmen der Kundenorientierung wird der risikobasierte Ansatz gefordert. Es sollen Risiken und Chancen im Hinblick auf die Dienstleistung als solche bzw. mit Einfluss auf die Kundenzufriedenheit betrachtet werden.

Hinweise zur Umsetzung

Um dieser Anforderung der Norm gerecht zu werden, gilt es zunächst herauszufinden, wer die Kunden des Krankenhauses/der Abteilung sind. Hiermit sind bei weitem nicht »nur« die Patienten gemeint. Kunden eines Krankenhauses/einer Abteilung können z. B. sein:

- zuweisende Ärzte und Krankenhäuser,
- Reha- oder andere weiterführende Einrichtungen,
- andere Abteilungen des Krankenhauses,
- Kostenträger,
- Patientenorganisationen (z. B. Selbsthilfegruppen),
- Angehörige von Patienten und vor allen anderen
- die Patienten.

Hierbei gilt es den eigentlichen »Kunden« von den übrigen interessierten Parteien (▶ Kap. 4.2) zu unterscheiden. Kunden sind im Sinne der Norm immer unmittelbare Leistungsempfänger.

Die Organisation muss anschließend feststellen, welche Kundenanforderungen bestehen.

Wie können Kundenanforderungen ermittelt werden? Zum Beispiel durch

- Kundenbefragung (im Krankenhaus: z. B. Patientenbefragung, Befragung von zuweisenden Ärzten = *externe Kunden*) – ▶ Kap. 9.1.2) Kundenzufriedenheit
- Klärung von Erwartungen, die z. B. eine Abteilung (= *interner Kunde*) an den Konsiliardienst einer anderen Abteilung hat und Definition der Ziele (z. B.

Durchführung von Konsilen nach Voranmeldung innerhalb von 24 Stunden etc.) oder
- Gespräche/Verhandlungen mit Kostenträgern.

Allerdings ist die Einrichtung nicht nur zur Erfüllung der Kundenanforderungen verpflichtet, sondern auch zur Erfüllung gesetzlicher und behördlicher Anforderungen. Gemeint sind hiermit alle Bestimmungen mit Bedeutung im Hinblick auf die Qualität der zu erbringenden Leistungen.

Die Norm bewegt sich nicht »neben« den gesetzlichen Bestimmungen, sondern fordert ausdrücklich deren Einhaltung.

Es gilt daher im Rahmen einer Zertifizierung, nicht nur die Forderungen der DIN EN ISO-Norm zu erfüllen, sondern auch die für Einrichtungen im Gesundheitsweisen relevanten gesetzlichen/behördlichen Anforderungen.

Die Einhaltung dieser gesetzlichen Bestimmungen wird im Rahmen von Zertifizierungsaudits überprüft!

Für eine Gesundheitseinrichtung könnten dies sein[24]:

- Medizinprodukte (Medizinproduktegesetz (MPG), Medizinproduktebetreiber-Verordnung (MPBetreibV)),
- Strahlenschutz (Verordnung über den Schutz vor Schäden durch ionisierende Strahlen (StrlSchV), Verordnung über den Schutz vor Schäden durch Röntgenstrahlen –Röntgenverordnung (RöV)),
- Hygiene (Infektionsschutzgesetz (IfSG), Richtlinien für Krankenhaushygiene und Infektionsprävention des Robert Koch-Instituts),
- Arzneimittelgesetz (AMG),
- Umgang mit Betäubungsmitteln (Betäubungsmittelgesetz BtMG),
- Hämotherapie (Gesetz zur Regelung des Transfusionswesens (TFG)),
- Transplantationsgesetz (TPG),
- Datenschutz (Bundesdatenschutzgesetz BDSG, Landesdatenschutzgesetz LDSG),
- Arbeitsschutz (Arbeitsschutzgesetz- ArbSchG),
- Umgang mit Gefahrstoffen (Gefahrstoffversorgung (GefStoffV), Biostoffverordnung (BioStoffV), TRGS 525- Regeln im Umgang mit Gefahrenstoffen)
- Sicherer Umgang mit Zytostatika (BGWM 620, Merkblatt M 620),
- Qualitätsmanagement (SGB V § 135a Verpflichtung der Leistungserbringer zur Qualitätssicherung, Qualitätsmanagementrichtlinie (QM-RL)).

Hinweise zur Umsetzung

Jede Klinik/Abteilung muss zunächst eine Bestandsaufnahme durchführen, um festzustellen, welche gesetzlichen und behördlichen Anforderungen auf sie zutreffen und überprüfen, ob sie diesen in allen Punkten gerecht wird.

---

24 Ohne Anspruch auf Vollständigkeit

15224

Da unterschiedliche Kundengruppen unterschiedliche, möglicherweise auch widersprüchliche Anforderungen an die Organisation haben können, fordert die DIN EN 15224 zusätzlich von der Klinikleitung, Maßnahmen zum Ausgleich dieser Differenzen zu ergreifen (beispielsweise bei unterschiedlichen Erwartungen von Patienten und/oder Angehörigen bezüglich zu erbringender Leistungen und Kostenträgern bzgl. zu vergütender Leistungen oder bei abweichenden Erwartungen der Patienten und behandelnden Ärzten/Pflegekräften).

Sie fordert ausdrücklich, auch Anforderungen von Verwandten und nächsten Angehörigen sowie Patientenorganisationen zu berücksichtigen.

Nachweise

- Rechtskataster (Liste behördlicher und gesetzlicher Anforderungen)
- Übersicht über Kunden
- Befragungen von Patienten/zuweisenden Ärzten
- Auswertung von Beschwerden
- Risikoanalysen

Fragen zur Selbstüberprüfung

5.1.2.1 Welche Kunden bzw. Kundengruppen hat die Organisation identifiziert?
5.1.2.2 Wie werden Kundenanforderungen ermittelt?
5.1.2.3 Welche Maßnahmen zur Verbesserung der Kundenzufriedenheit werden durchgeführt?
5.1.2.4 Wie werden Kundenanforderungen bei der Leistungserbringung berücksichtigt?
5.1.2.5 Wie werden die Erfüllung gesetzlicher und behördlicher Anforderungen bei der Leistungserbringung gewährleistet?
5.1.2.6 Wie werden Risiken und Chancen mit Einfluss auf die Kundenzufriedenheit ermittelt?

15224

5.1.2.7 Wie geht die Organisationsleitung bei divergierenden Anforderungen unterschiedlicher Kundengruppen vor?

5.2 Politik

5.2.1 Festlegung der Qualitätspolitik

Die oberste Leitung muss eine Qualitätspolitik festlegen, umsetzen und aufrechterhalten, die:

a) für den Zweck und den Kontext der Organisation angemessen ist und deren strategische Ausrichtung unterstützt;
b) einen Rahmen zum Festlegen von Qualitätszielen bietet;
c) eine Verpflichtung zur Erfüllung zutreffender Anforderungen enthält;
d) eine Verpflichtung zur fortlaufenden Verbesserung des Qualitätsmanagementsystems enthält;
e) [auf ethischen Werten und der Aufgabe beruht, die Qualitätsanforderungen zu erfüllen;
f) eine Verpflichtung zum klinischen Prozessmanagement, einschließlich klinischen Risikomanagements, enthält.]

Es ist Aufgabe der Unternehmensleitung eine Qualitätspolitik festzulegen und dafür Sorge zu tragen, dass diese auch umgesetzt wird.

Qualitätspolitik wird definiert als »Absichten und Ausrichtung einer Organisation, wie von der obersten Leitung formell ausgedrückt, bezüglich Qualität« (DIN EN ISO 9000:2005, 3.5.8 und 3.5.9).

Wozu benötigt man eine Qualitätspolitik?
Die Klinik/Abteilung muss eine Qualitätspolitik festlegen, um für alle – Kunden und interessierte Parteien – darzulegen, wohin sie in Sachen Qualität steuern will. Die Qualitätspolitik muss dabei den Unternehmenszweck und die Unternehmensstrategie berücksichtigen. Hierbei handelt es sich um eine neue Anforderung.

Sie muss einen Rahmen für die Festlegung von Qualitätszielen bieten. Sie sollte zudem die Verpflichtung zur Erfüllung zutreffender Anforderungen, z. B. Einhaltung der Gesetze und Qualitätsvorgaben, und zur fortlaufenden Verbesserung des Qualitätsmanagementsystems zum Ausdruck bringen.

> **15224**
>
> Die DIN EN 15224 fordert zusätzlich die Berücksichtigung ethischer Werte und der Qualitätsanforderungen sowie eine Verpflichtung zum klinischen Prozess- und Risikomanagement.

Hinweise zur Umsetzung

Es muss eine schriftliche, von der Organisationsleitung im Einklang mit der dem Unternehmenszweck und der Unternehmensstrategie verfasste und freigegebene Qualitätspolitik vorliegen. Diese muss nicht nur festgelegt, sondern auch umgesetzt werden. Eine Qualitätspolitik darf dabei kein Absichtsdokument, kein bloßes Lippenbekenntnis sein, sondern soll Richtschnur und Ansporn für die Einrichtung bilden.

15224

Bei Einrichtungen des Gesundheitswesens handelt es sich nicht um gewöhnliche Organisationen, die vorrangig dem Prinzip der Gewinnmaximierung folgen. Hier arbeiten Menschen am Menschen und für deren Wohlergehen. Oft gerät man hierbei in Grenzsituationen, die ethische Entscheidungen erfordern. Daher fordert die DIN EN ISO 15224 eine klare Werteorientierung.

Es ist nicht sinnvoll, eine Qualitätspolitik von einer auch noch so guten Vorlage einfach abzuschreiben. Die Qualitätspolitik muss individuell auf die Bedürfnisse der Klinik/Abteilung ausgerichtet sein. Hohe Phrasen und Allgemeinplätze, unverbindliche, schwammige Äußerungen sind nicht in der Lage, zu vermitteln, welche Besonderheiten in dieser Einrichtung vorliegen und welche Werte vertreten werden.

Jedoch sollten keine unerreichbaren, utopischen Vorstellungen in der Qualitätspolitik niedergeschrieben werden. Dies führt zur Unglaubwürdigkeit und mangelnder Akzeptanz bei den Mitarbeitern.

Bei der Festlegung der Qualitätspolitik ist es wichtig, auf einen breiten, berufsgruppenübergreifenden Konsens zu achten. Nur so gelingt es, dass sich möglichst viele Mitarbeiter mit der Qualitätspolitik identifizieren und diese mit Leben erfüllen.

Die Qualitätspolitik beschreibt die übergeordnete Ausrichtung der Klinik/Abteilung zur Qualität und sollte daher längerfristig angelegt sein. Jedoch sollte sie in regelmäßigen Abständen auf Aktualität und Änderungsbedarf überprüft werden. Eine Überarbeitung ist von Zeit zu Zeit erforderlich, um sie im Hinblick auf neue Entwicklungen und veränderte Rahmenbedingungen anzupassen.

5.2.2 Bekanntmachung der Qualitätspolitik

Die Qualitätspolitik muss:

a) als dokumentierte Information verfügbar sein und aufrechterhalten werden;
b) innerhalb der Organisation bekanntgemacht, verstanden und angewendet werden;
c) für relevante interessierte Parteien verfügbar sein, soweit angemessen.

Die Qualitätspolitik muss als schriftliche Dokumentation vorliegen, damit sie den Mitarbeitern, aber auch anderen Interessierten, wie Patienten und Angehörigen, Kooperationspartnern, Lieferanten- und Dienstleistern zugänglich gemacht werden kann.

5 Führung

Bei der Anforderung, die Qualitätspolitik nicht nur innerhalb der Organisation zu veröffentlichen, sondern diese auch Externen verfügbar zu machen, handelt es sich um eine neue Anforderung.

Hinweise zur Umsetzung

Es reicht dabei nicht aus, die Qualitätspolitik beispielsweise im Intranet oder als Aushänge zu veröffentlichen. Auf diese Weise allein wird kein Verständnis bei Mitarbeitern oder anderen entstehen können. Im Rahmen von Einarbeitungen, Schulungs- oder Informationsveranstaltungen, bei Teamsitzungen und Mitarbeitergesprächen kann die Qualitätspolitik besprochen und versucht werden, hierfür Verständnis und Bewusstsein bei den Mitarbeitern zu entwickeln (▶ Kap. 7.3).

Die Qualitätspolitik muss nicht als Einzeldokument vorliegen, sondern kann in einem Leitbild oder in den Unternehmensgrundsätzen integriert sein.

Zusammenfassend gilt: Nur eine individualisierte, organisationsspezifische Qualitätspolitik vermag es, Richtschnur und Motivator für die Mitarbeiter zu sein. Im Rahmen des Zertifizierungsaudits können Mitarbeiter auch zu ihren Kenntnissen im Hinblick auf Qualitätspolitik und -ziele befragt werden!

Nachweise

- Qualitätspolitik/Leitbild/Unternehmensgrundsätze
- Mitarbeiterinformationen (z. B. Aushänge, Intranet)
- Informationen für externe (z. B. Imagebroschüre, Internetauftritt)
- Mitarbeiterinformationsveranstaltungen
- Einarbeitungskonzept

Beispiel

Qualitätspolitik
Als Haus der Maximalversorgung versorgt die Klinik xy Patienten überregional auf höchstem wissenschaftlichen Niveau. Zentrale Aufgaben der Klinik sind neben ambulanter, teilstationärer und stationärer Patientenversorgung, die Ausbildung medizinischen und pflegerischen Fachpersonals sowie Forschung und Lehre.

Die vorliegende Qualitätspolitik wurde von der Klinikleitung in Übereinstimmung mit dem Leitbild unserer Klinik festgelegt. Sie beschreibt die Grundsätze unseres Qualitätsmanagementsystems.

Die wesentliche Zielsetzung unseres Qualitätsmanagementsystems besteht darin, die Klinikleitung bei der Umsetzung der Unternehmensstrategie zu unterstützen sowie die Leistungserbringung anhand definierter Qualitätsanforderungen zuverlässig zu erbringen.

Die Umsetzung der Qualitätspolitik und der daraus abgeleiteten Qualitätsziele ist Aufgabe der Klinikleitung sowie aller Führungsverantwortlichen. Alle Mitarbeiter unserer Einrichtung sind aufgefordert, ihren Beitrag zu einem gelebten Qualitätsmanagementsystem zu leisten.

Die Leitung der Klinik verpflichtet sich, in regelmäßigen Abständen den Stand der Einführung, die Anwendung und Wirksamkeit des Qualitätsmanagementsystems zu überprüfen, dieses zu verbessern und weiterzuentwickeln sowie die hierzu erforderlichen Ressourcen zur Verfügung zu stellen.

Die Grundsätze unseres Qualitätsmanagements:

- Sicherheit und Wohlergehen unserer Patienten und Mitarbeiter sind unser zentrales Anliegen. Unser Qualitätsmanagementsystem schafft sichere und zuverlässige Prozesse, die zu bestmöglichen Ergebnissen führen und Fehler und Schäden vermeiden sollen.
- Unsere Leistungen berücksichtigen aktuelle gesicherte wissenschaftliche Erkenntnisse. Diagnostik und Therapie orientieren sich am Wohl und den Erfordernissen des Patienten. Unnötige Belastungen des Patienten durch Überdiagnostik und Übertherapie sind zu vermeiden.
- Wir überprüfen unsere Leistungen regelmäßig und führen erforderliche Maßnahmen zur Verbesserung durch.
- Die Zufriedenheit unserer Patienten, Mitarbeiter und Kooperationspartner liegt uns am Herzen. Wir achten auf einen freundlichen, wertschätzenden Umgang sowie eine gute, berufsgruppen- und bereichsübergreifende Zusammenarbeit.
- Beschwerdemanagement, Fehlermeldesysteme und andere Instrumente des Qualitäts- und Risikomanagements dienen der kontinuierlichen Verbesserung der Patienten- und Mitarbeitersicherheit. Weiterhin entwickeln wir eine Risiko- und Sicherheitskultur.
- Eine wichtige Aufgabe unserer Klinik ist zum einen die Lehre und zum anderen die Ausbildung von Ärzten, Pflegekräften und anderen medizinischen Berufsgruppen. Sämtliche Ausbildungsmaßnahmen werden in den kontinuierlichen Qualitätsverbesserungsprozess einbezogen.
- Wissensmanagement und ständige Weiterbildung unserer Führungskräfte und Mitarbeiter sind Grundlage für die Qualität unserer Leistungen.
- Jeder Mitarbeiter ist für die Qualität seiner Arbeit selbst verantwortlich. Alle Mitarbeiter führen ihre Tätigkeiten gemäß den Vorgaben des Qualitätsmanagements durch und beteiligen sich aktiv am Prozess der ständigen Qualitätsverbesserung.
- Wer ein Qualitäts- oder Sicherheitsrisiko erkennt und dies im Rahmen seiner Befugnisse nicht abstellen kann, unterrichtet seinen Vorgesetzten unverzüglich darüber.
- Zur Sicherung unserer Wettbewerbsfähigkeit und Fortbestand unserer Klinik achten wir auf eine effiziente und effektive Leistungserbringung.

5 Führung

Fragen zur Selbstüberprüfung

5.2.1.1 Gibt es eine schriftliche, von der Organisationsleitung freigegebene Qualitätspolitik oder Leitbild?
5.2.1.2 Wie wird sichergestellt, dass die Qualitätspolitik Zweck und Kontext der Organisation, sowie Strategie berücksichtigt?
5.2.1.3 Wie wird sichergestellt, dass die Qualitätspolitik einen Rahmen zur Festlegung von Qualitätszielen bietet?
5.2.1.4 Enthält die Qualitätspolitik eine Verpflichtung zur Erfüllung von Anforderungen und zur ständigen Verbesserung des Qualitätsmanagementsystems?
5.2.1.5 Wird die Qualitätspolitik auf Aktualität und Angemessenheit überprüft?

15224

5.2.1.6 Auf welche Weise berücksichtigt die Qualitätspolitik ethische Werte und die Qualitätsanforderungen?

5.2.2.1 Wie wird die Qualitätspolitik den Mitarbeitern intern vermittelt und wird diese von ihnen verstanden?
5.2.2.2 Auf welche Weise wird die Qualitätspolitik relevanten interessierten Parteien zur Verfügung gestellt?

5.3 Rollen, Verantwortlichkeiten und Befugnisse in der Organisation

Die oberste Leitung muss sicherstellen, dass die Verantwortlichkeiten und Befugnisse für relevante Rollen innerhalb der gesamten Organisation zugewiesen, bekannt gemacht und verstanden werden.

Die oberste Leitung muss die Verantwortlichkeit und Befugnis zuweisen für:

a) *das Sicherstellen, dass das Qualitätsmanagementsystem die Anforderungen dieser Norm erfüllt.*
[Dies schließt ein:
– die Festlegung, Analyse und Verbesserung klinischer Prozesse zu ermöglichen und zu koordinieren; die Anwendung von klinischem Risikomanagement sicherzustellen ...]
b) *das Sicherstellen, dass die Prozesse die beabsichtigten Ergebnisse liefern;*
c) *das Berichten über Leistung des Qualitätsmanagementsystems und über Verbesserungsmöglichkeiten (siehe 10.1), insbesondere an die oberste Leitung;*

d) das Sicherstellen der Förderung der Kundenorientierung [einschließlich der Gesundheitsversorgungsbedarfe und Erwartungen des Patienten zu seiner Gesundheit] innerhalb der gesamten Organisation;
e) das Sicherstellen, dass die Integrität des Qualitätsmanagementsystems aufrechterhalten bleibt, wenn Änderungen am Qualitätsmanagementsystem geplant und umgesetzt werden;

[In einer Organisation der Gesundheitsversorgung sollte dies die Festlegung von Verantwortlichkeiten und Befugnissen einschließen für:

- Ressourcenmanagement
- Klinisches Prozessmanagement
- Personal der Gesundheitsversorgung mit Einfluss auf Qualitätsaspekte
- Externes und vertraglich gebundenes Personal, das einen Beitrag zu den klinischen Prozessen leistet
- Personal, das nicht direkt an der Erbringung der Gesundheitsversorgung beteiligt ist
- Personen, die für oder im Auftrag der Organisation der Gesundheitsversorgung arbeiten, die an klinischen Prozessen beteiligt, aber kein Personal der Gesundheitsversorgung sind, z. B. Zeitarbeitskräfte, Freiwillige, Familienmitglieder.]

Die DIN EN ISO 9001 fordert klare Regelungen in Bezug auf Verantwortlichkeiten und Befugnisse innerhalb der Einrichtung.

Hinweise zur Umsetzung

Diese müssen klar definiert und festgelegt sein. Doch die Forderung reicht noch weiter: Diese Informationen müssen in der Einrichtung auch bekannt gemacht und verstanden werden. Auf diese Weise sollen Verantwortungsdiffusion und unklare Zuständigkeiten – »Dafür bin ich nicht zuständig!«– und unwissendes Schulterzucken – auf die Frage »Wer denn nun zuständig sei«, – vermieden werden.

Durch klare Regelungen kann z. B. lästigen Diskussionen über Kompetenzen und Verantwortlichkeiten, insbesondere der verschiedenen, im Krankenhaus tätigen Berufsgruppen vorgebeugt werden.

Wer kennt nicht die Problematik, ob es sich bei dieser oder jener Tätigkeit nun um eine pflegerische oder ärztliche Aufgabe handelt?

Allerdings gilt diese Anforderung nur für »relevante Rollen« und bietet demzufolge einen gewissen Interpretationsspielraum. In jedem Fall soll durch klare Regelungen gewährleistet werden, dass die Funktionsfähigkeit des Qualitätsmanagementsystems auch im Rahmen von Änderungen gewährleistet ist und Prozesse und Leistungen zu den definierten Ergebnissen führen sowie Kundenorientierung gefördert wird.

Es muss zudem geklärt sein, wer der Organisationsleitung über die Leistung des Qualitätsmanagements und Verbesserungsmöglichkeiten berichtet. Dieses war in der vorherigen DIN EN ISO 9001 Aufgabe des »Beauftragten der obersten Leitung«. Die Funktion wird jetzt nicht mehr gefordert, da es zukünftig nicht mehr nur eine Führungsperson geben soll, die sich für die Belange des Qualitätsmanagementsystems einsetzt, sondern alle Führungsverantwortlichen in ihrem jeweiligen Aufgabengebiet gleichermaßen für das Qualitätsmanagement zuständig sind.

Eine Bekanntmachung über Zuständigkeiten kann z. B. durch regelmäßiges Verteilen von Organigrammen, im Intranet, der QM-Dokumentation, Mitarbeiternachrichten etc. erfolgen.

15224

In der DIN EN 15224 wird die Anforderung dahingehend präzisiert, dass Verantwortlichkeiten definiert werden, die zur Festlegung, Analyse und Verbesserung der klinischen Prozesse erforderlich sind sowie für das klinische Risikomanagement.

Die DIN EN 15224 empfiehlt daher Verantwortlichkeiten für

- das Ressourcenmanagement
- die klinischen Prozesse,
- die Mitarbeiter und externe Personen in der Patientenversorgung bis hin zu Zeitarbeitskräften, Freiwilligen oder Familienmitgliedern

zu regeln. Allerdings handelt es sich hierbei um eine »Sollte«- und keine »Muss«-Anforderung.[25]

Es müssen Verantwortlichkeiten für Bereiche, Prozesse und besondere Aufgaben geregelt werden, wie beispielsweise das Beauftragtenwesen (z. B. für Hygiene, Strahlenschutz, Transfusion etc.). Wie werden diese Beauftragten ausgewählt, haben sie die erforderliche Qualifikation und nehmen sie ihre Aufgaben auch wahr?

Stellen-/Funktionsbeschreibungen, Organigramme müssen in regelmäßigen Abständen den aktuellen Gegebenheiten und Bedürfnissen angepasst werden!

Nachweise

- Stellen-/Funktionsbeschreibungen, aus denen Verantwortlichkeiten und Befugnisse des jeweiligen Stellen-/Funktionsinhabers (sowie die nötigen Qualifikationsanforderungen) hervorgehen
- Organigramme mit fachlichen und disziplinarischen Zuordnungen
- Liste der Beauftragten

---

25 Hinweis: »Muss« gibt eine Anforderung an, »sollte« gibt eine Empfehlung an, deren Nichterfüllung eine Zertifizierung jedoch nicht gefährdet.

- Vertretungsregelungen
- Prozessbeschreibungen mit Verantwortlichkeiten
- Regelungen zur Delegation
- Arbeitsverträge
- Personalentwicklungsplan

Fragen zur Selbstüberprüfung

5.3.1 Welche Rollen, Verantwortlichkeiten und Befugnisse wurden als relevant für das Qualitätsmanagementsystem gesehen und festgelegt?
5.3.2 Auf welche Weise werden Verantwortlichkeiten innerhalb der Organisation bekannt gemacht?
5.3.3 Wer berichtet der Organisationsleitung über die Leistungsfähigkeit des QM-Systems und Verbesserungsmöglichkeiten?
5.3.4 Wer stellt sicher, dass die Integrität des Qualitätsmanagementsystems bei notwendigen Veränderungen erhalten bleibt?

15224

5.3.5 Wer ist für die Festlegung, Analyse und Verbesserung klinischer Prozesse verantwortlich?
5.3.6 Wie sind die Verantwortlichkeiten für das Klinische Risikomanagement und Maßnahmen zur Patientensicherheit geregelt?
5.3.7 Wie sind die Verantwortlichkeiten in klinischen Prozessen geregelt?
5.3.8 Wie werden Verantwortlichkeiten für externe Personen, die in der Patientenversorgung tätig werden, geregelt (z. B. Honorar- und Zeitarbeitskräfte, Freiwillige, Familienmitglieder)?

6 Planung

Dieses Normenkapitel beschreibt die Vorgaben an die Planungsaktivitäten im Rahmen des Qualitätsmanagementsystems. In diesem Kapitel finden sich die bereits in der Vorgängerversion enthaltenen Anforderungen an Qualitätsziele und Planungen von Änderungen am Qualitätsmanagementsystem sowie die neuen Anforderungen zum Umgang mit Risiken und Chancen.

6.1 Maßnahmen zum Umgang mit Risiken und Chancen

6.1.1 Bei Planungen für das Qualitätsmanagementsystem muss die Organisation die in 4.1 genannten Themen und die in 4.2 genannten Anforderungen berücksichtigen sowie die Risiken und Chancen bestimmen, die behandelt werden müssen, um:

a) zusichern zu können, dass das Qualitätsmanagementsystem seine beabsichtigten Ergebnisse erzielen kann. [Zusichern zu können, dass die Planung des Qualitätsmanagementsystems die klinischen Prozesse, Prozesse für Forschungs- und Ausbildungsprozesse (sofern zutreffend) und klinisches Risikomanagement einschließt;]
b) erwünschte Auswirkungen zu verstärken;
c) unerwünschte Auswirkungen zu verhindern oder zu verringern;
d) eine Verbesserung zu erreichen.

Vielfältige Einflüsse können dazu führen, dass das Qualitätsmanagement als solches oder aber auch Prozesse nicht zu den geplanten Ergebnissen führen. Daher fordert die Norm von der Organisation, schon im Rahmen der Planungen, also vorausschauend und somit präventiv, Risiken, aber auch Chancen, in Bezug auf das Qualitätsmanagement zu analysieren. Hierbei müssen der Unternehmenskontext (▶ Kap. 4.1), sowie Anforderungen von Kunden und interessierten Parteien (▶ Kap. 4.2) einbezogen werden.

Zielsetzung dieser Analyse ist es, dass Qualitätsmanagement so zu gestalten, dass es tatsächlich zum gewünschten Erfolg führt. Hierzu sollen Aktivitäten betrieben werden, die zur Zielerreichung und Verbesserung führen bzw. Präventionsmaßnahmen erfolgen, um sogenannte unerwünschte Auswirkungen, wie Prozessstörungen, Fehler, Schadensereignisse, zu verhindern oder, sollte dies nicht möglich sein, zumindest in ihren Folgen zu verringern.

15224

Die DIN EN 15224 fordert hierbei, die klinischen Prozesse sowie Forschungs- und Ausbildungsprozesse in die Risikobetrachtungen einzubeziehen. Im Rahmen der Gesundheitsversorgung sollen die klinischen Risiken, die den Gesundheitszustand des Patienten beeinflussen, im Fokus stehen.

Weiterhin wird ausdrücklich ein klinisches Risikomanagement als integrierter Teil des Qualitätsmanagements und integraler Bestandteil des klinischen Prozessmanagements gefordert. Klinisches Risikomanagement ist dabei mehr, als die Anwendung risikobasierten Denkens.

Hinweise zur Umsetzung

Auch wenn die DIN EN ISO 9001 kein formalisiertes Risikomanagementsystem oder die Anwendung des Risikomanagementprozesses fordert, ist für Einrichtungen des Gesundheitswesens, bei denen es sich vielfach um Hochrisikobereiche handelt, ein strukturiertes, systematisches Vorgehen im Umgang mit Risiken erforderlich.

Im Jahr 2013 trat das »Patientenrechtegesetz« (Gesetz zur Verbesserung der Rechte von Patientinnen und Patienten) in Kraft, in welchem dem Thema Patientensicherheit verstärkte Bedeutung beigemessen wurde. Im Rahmen dieser Gesetzesänderung wurde dem gemeinsamen Bundesausschuss aufgetragen, in seinen Richtlinien über die grundsätzlichen Anforderungen an ein einrichtungsinternes Qualitätsmanagement, wesentliche Maßnahmen zur Verbesserung der Patientensicherheit und insbesondere Mindeststandards für Risikomanagement und Fehlermeldesysteme festzulegen. Zudem müssen Krankenhäuser in den jährlichen Qualitätsberichten über den Umsetzungsstand von Risikomanagement und Fehlermeldesystemen informieren.[26] Diese neuen gesetzlichen Anforderungen machen Risikomanagement, die Umsetzung von Maßnahmen zur Patientensicherheit sowie die Einführung von Fehlermeldesystemen zur Pflicht.[27]

---

26 SGB V § 137 (2013)
27 Gemeinsamer Bundesausschuss: Richtlinie des Gemeinsamen Bundesausschusses über grundsätzliche Anforderungen an ein einrichtungsinternes Qualitätsmanagement für Vertragsärztinnen und Vertragsärzte, Vertragspsychotherapeuten, medizinische Versorgungszentren, Vertragszahnärztinnen und Vertragszahnärzte sowie zugelassene Krankenhäuser (Qualitätsmanagement- Richtlinie/QM RL vom 17.12.2015, in Kraft getreten 16.11.2016)

> **15224**

Da die Anforderungen der DIN EN 15224 explizit ein klinisches Risikomanagement einfordern, ist die Norm in diesem Punkt geeignet dazu beizutragen, die geltenden gesetzlichen Anforderungen zu erfüllen.

In der Definition des Aktionsbündnisses Patientensicherheit umfasst das klinische Risikomanagement »die Gesamtheit der Strategien, Strukturen, Prozesse, Methoden, Instrumente und Aktivitäten in Prävention, Diagnostik, Therapie und Pflege, die die Mitarbeitenden aller Ebenen, Funktionen und Berufsgruppen dabei unterstützen, Risiken bei der Patientenversorgung zu erkennen, zu analysieren, zu beurteilen und zu bewältigen, um damit die Sicherheit der Patienten, der an deren Versorgung Beteiligten und der Organisation zu erhöhen.«[28]

In die Planung des klinischen Risikomanagements können vielfältige Aspekte einfließen, wie Leitlinien der Fachgesellschaften, Empfehlungen von Weltgesundheitsorganisation und Aktionsbündnis Patientensicherheit, Erkenntnisse aus Berichtssystemen, wie CIRS, Patientenbefragungen, Beschwerden, Schadensereignisse, um nur einige zu nennen.

Kernstück eines Risikomanagementsystems ist der Risikomanagementprozess. Dieser beschreibt die strukturierte Vorgehensweise im Umgang mit Risiken einer Organisation mit den Prozessschritten der Risikoidentifikation, Risikoanalyse, Risikobewertung und Risikobewältigung.

Es empfiehlt sich den Risikomanagementprozess zu beschreiben, um die einrichtungsinterne Vorgehensweise darzulegen.

Auch wenn keine speziellen Methoden zum Risikomanagement gefordert werden, sollte überlegt werden, ob deren Einsatz in der Einrichtung nicht von Nutzen sein könnte. Methoden des klinischen Risikomanagements sind beispielsweise Szenariorisikoanalyse, Prozessrisikoanalyse, Schadenfallanalyse.

6.1.2 Die Organisation muss planen:

a) Maßnahmen zum Umgang mit diesen Risiken und Chancen;
b) wie:
  1. die Maßnahmen in die Qualitätsmanagementsystem-Prozesse der Organisation integriert und dort umgesetzt werden (siehe 4.4); einschließlich [der Beibehaltung des klinischen Risikomanagements, um klinische Risiken in Bezug auf die Qualitätsanforderungen zu minimieren.]
  2. die Wirksamkeit dieser Maßnahmen bewertet wird.

Maßnahmen zum Umgang mit Risiken und Chancen müssen proportional zur möglichen Auswirkung auf die Konformität von Produkten und Dienstleistungen sein.

---

28 Aktionsbündnis Patientensicherheit: Handlungsempfehlung Anforderungen an klinische Risikomanagementsysteme im Krankenhaus. Berlin, 2016, S.3.

6.1 Maßnahmen zum Umgang mit Risiken und Chancen

Die alleinige Identifikation und Analyse von Risiken ist wirkungslos, wenn daraus keine konkreten Maßnahmen abgeleitet werden. Die Norm fordert, diese in das Qualitätsmanagementsystem und dessen Prozesse zu integrieren. Allerdings erfordert nicht jedes Risiko eine Maßnahme. Zielsetzung des Risikomanagements ist es hierbei, durch eine systematische Identifikation von Risiken, deren Analyse und Bewertung, den Verantwortlichen der Organisation eine Entscheidungsgrundlage dafür zu geben, ob und mit welchen Maßnahmen diesen Risiken begegnet werden soll. Damit kann eine Priorisierung der Maßnahmen erfolgen, damit Aufwand und Nutzen in einem sinnvollen Verhältnis zum Risiko stehen. Eingeleitete Maßnahmen müssen schließlich auf Wirksamkeit überprüft werden.

15224

In der DIN EN 15224 wird zusätzlich ein klinisches Risikomanagement gefordert, um klinische Risiken zu bearbeiten, die sich auf die Erfüllung der Qualitätsanforderungen und insbesondere die Patientensicherheit auswirken.

Nachweise

- Risikomanagementprozess
- Regelungen von Verantwortlichkeiten im Umgang mit Risiken
- Risikoberichte, z. B. Szenarioanalysen, Schadenfallanalysen
- Prozessrisikoanalysen
- SWOT-Analysen
- Eingeleitete Maßnahmen im Umgang mit Risiken und Chancen

15224

- Projekte zur Patientensicherheit

Fragen zur Selbstüberprüfung

6.1.1.1 Auf welche Weise werden Risiken und Chancen identifiziert, analysiert und bewertet?
6.1.1.2 Wie werden Risiken aus dem Unternehmenskontext und Anforderungen der interessierten Parteien berücksichtigt?

15224

6.1.1.3 Wie werden klinische Prozesse, sowie Forschungs- und Ausbildungsprozesse in die Risikobetrachtungen einbezogen?
6.1.1.4 Verfügt die Organisation über ein klinisches Risikomanagement?

6.1.1.5 Wird das klinische Risikomanagement als integrierter Teil des Qualitätsmanagements und klinischen Prozessmanagements betrieben?

6.1.2.1 Wie werden Maßnahmen im Umgang mit Risiken und Chancen geplant und umgesetzt?

6.1.2.2 Wie werden eingeleitete Maßnahmen auf Wirksamkeit hin überprüft?

15224

6.1.2.3 Welche Maßnahmen zur Verbesserung der Patientensicherheit werden umgesetzt?

6.2 Qualitätsziele und Planung zu deren Erreichung

6.2.1 Die Organisation muss Qualitätsziele für relevante Funktionen, Ebenen und Prozesse festlegen, die für das Qualitätsmanagementsystem benötigt werden [, um die Qualitätsanforderungen einzuhalten.]

Die Qualitätsziele müssen:

a) im Einklang mit der Qualitätspolitik stehen;
b) messbar sein;
c) zutreffende Anforderungen berücksichtigen;
d) für die Konformität von Produkten und Dienstleistungen sowie für die Erhöhung der Kundenzufriedenheit relevant sein;
e) überwacht werden;
f) kommuniziert werden;
g) soweit erforderlich, aktualisiert werden.

Die Organisation muss dokumentierte Informationen zu den Qualitätszielen aufrechterhalten.

Qualitätsziele sollen die Einrichtung bei der Umsetzung ihrer Strategie und der Unternehmenssteuerung unterstützen. Im Vergleich zur Vorgängerversion wurden die Anforderungen an Qualitätsziele konkretisiert und verschärft, da Erfahrungen der vergangenen Jahre gezeigt haben, dass Ziele oftmals zu wenig spezifisch formuliert wurden, häufig unrealistische Zielvorgaben festgelegt wurden und die Planung von Umsetzungsmaßnahmen vielfach verbesserungswürdig waren.

Während bislang gefordert wurde, Qualitätsziele für Funktionsbereiche und Ebenen der Organisation festzulegen, gilt dies nun auch für Prozesse, allerdings wird dies auf »relevante Funktionsbereiche, Ebenen und Prozesse« begrenzt. Welche hiervon betroffen sind, muss die Organisation selbst festlegen.

Qualitätsziele müssen im Einklang mit der Qualitätspolitik und auch der Strategie entwickelt werden, Anforderungen, beispielsweise rechtliche oder Kundenanforderungen und Qualitätsvorgaben berücksichtigen sowie einen Beitrag zur Erhöhung der Kundenzufriedenheit leisten.

Neu ist die Anforderung, die festgelegten Qualitätsziele zu überwachen, zu kommunizieren und bei Bedarf zu aktualisieren.

Qualitätsziele, Planungen von Maßnahmen und Bewertung der Zielerreichung müssen als dokumentierte Information vorliegen.

15224

Die DIN EN 15224 fordert zusätzlich, dass die Qualitätsziele zur Einhaltung der Qualitätsanforderungen beitragen sollen.

6.2.2 Bei der Planung zum Erreichen der Qualitätsziele muss die Organisation bestimmen:

a) was getan wird;
b) welche Ressourcen erforderlich sind;
c) wer verantwortlich ist;
d) wann es abgeschlossen wird;
e) wie die Ergebnisse bewertet werden.
f) [welche klinischen Risiken vorhersehbar sind.]

Diese Anforderungen zur Planung der Qualitätsziele sind neu in die DIN EN ISO 9001 aufgenommen worden. Durch Festlegung konkreter Maßnahmen, Verantwortlichkeiten und des erforderlichen Ressourcenbedarfes sowie der Art der Ergebnisbewertung soll verhindert werden, dass Qualitätsziele formelle Absichtserklärungen bleiben.

Auch soll die Einschätzung des Aufwandes und des Ressourcenbedarfes verhindern, dass die Umsetzung von Maßnahmen an unzureichenden oder fehlenden Mitteln scheitert.

15224

Bei der Planung der Qualitätsziele müssen zusätzlich klinische Risiken mitbetrachtet werden.

Hinweise zur Umsetzung

Es ist Aufgabe der Klinikleitung, Qualitätsziele festzulegen (▶ Kap. 5.1.1). Ausgehend von übergeordneten Zielen der Einrichtung sollen für Funktionsbereiche bis auf die Ebene der Prozesse Ziele formuliert werden. Dabei ist darauf zu achten, dass mögliche Zielkonflikte, beispielsweise zwischen unterschiedlichen Abteilungen, erkannt und vermieden werden.

Bei der Zielfestlegung kann das SMART-Modell hilfreich sein. SMART steht hierbei für

- *Specific (spezifisch)*: Ziele müssen konkret und eindeutig sein
- *Measurable (messbar)*: Ziele müssen messbar sein, denn nur so lässt sich die Zielerreichung bewerten.
- *Achievable (erreichbar, ausführbar)*: Nur Ziele, für welche es auch Umsetzungsmöglichkeiten gibt, ergeben Sinn.
- *Realistic (realistisch)*: Wenn die Zielvorgaben utopisch und unerreichbar sind, wird die Motivation bei der Umsetzung negativ beeinflusst.
- *Time framend (terminiert)*: Es muss eine klare Festlegung erfolgen, bis wann das Ziel erreicht werden soll.

Es muss festgelegt werden, wer auf welche Weise die Qualitätsziele festlegt und wer in welchen zeitlichen Abständen die Erreichung oder auch Nichterreichung der festgelegten Ziele überprüft. In der Praxis hat es sich bewährt, einmal jährlich Qualitätsziele festzulegen. Dies kann z. B. durch einen QM-Lenkungs- oder Steuerungskreis als Führungsorgan des Qualitätsmanagements bestehend aus den Leitungen des ärztlichen und pflegerischen Dienstes sowie anderen Entscheidungsträgern der Klinik/der Abteilung erfolgen.

Sinnvoll ist es, wenn der Umsetzungsstand von Maßnahmen und der Grad der Zielerreichung in festgelegten Intervallen beispielsweise im Rahmen der Lenkungsteamsitzungen beraten wird, damit auch Maßnahmen überlegt werden können, falls die Umsetzung nicht planmäßig erfolgt oder Ziele einmal nicht erreicht werden konnten.

Die Erreichung der Prozessziele kann beispielsweise im Zusammenhang mit Prozessaudits bewertet werden.

Oft wird die Frage gestellt, welchen Einfluss die Nichterreichung der Ziele auf die Zertifizierung oder den Erhalt des Zertifikats hat. Hierbei gilt: Bewertet wird, ob Qualitätsziele entsprechend der Normenanforderungen festgelegt wurden, ob ernsthafte Anstrengungen unternommen wurden, die Ziele zu erreichen, und eine Bewertung der Zielerreichung erfolgte. Falls Ziele nicht erreicht wurden, sollte plausibel dargelegt werden, warum dies der Fall war und welche Konsequenzen daraus gezogen wurden.

Nachweise

- Qualitätsziele
- Maßnahmenplanung
- Bewertung der Zielerreichung (z. B. Managementbericht)

Fragen zur Selbstüberprüfung

6.2.1.1 Werden durch die Organisationsleitung für relevante Funktionen, Bereiche und Prozesse der Organisation Qualitätsziele festgelegt?
6.2.1.2 Stehen die Qualitätsziele im Einklang mit der Strategie und Politik der Organisation?
6.2.1.3 Wie werden die Qualitätsziele kommuniziert?
6.2.1.4 Wie erfolgen Überwachung und Aktualisierung der Qualitätsziele?

15224

6.2.1.5 Wie werden bei der Festlegung der Qualitätsziele Qualitätsanforderungen berücksichtigt?
6.2.1.6 Werden bei der Festlegung der Qualitätsziele klinische Risiken berücksichtigt?

6.2.2.1 Wie erfolgt die Planung der Qualitätsziele?
6.2.2.2 Wie wird das Erreichen der Qualitätsziele bewertet?
6.2.2.3 Welche Maßnahmen werden eingeleitet, wenn Ziele nicht erreicht wurden?

6.3 Planung von Änderungen

Wenn die Organisation die Notwendigkeit von Änderungen am Qualitätsmanagementsystem bestimmt, müssen die Änderungen auf geplante Weise durchgeführt werden (siehe 4.4).

Die Organisation muss folgendes berücksichtigen:

a) den Zweck der Änderungen und deren mögliche Konsequenzen;
b) die Integrität des Qualitätsmanagementsystems;
c) die Verfügbarkeit von Ressourcen;
d) die Zuweisung oder Neuzuweisung von Verantwortlichkeiten und Befugnissen.

Gesundheitseinrichtungen unterliegen einem starken Veränderungsdruck. Fusionen und Übernahmen, Reorganisationen, Änderungen an Strukturen, Zentrumsbildungen, Veränderungen des Leistungsangebotes, Kooperationen, sich verändernde Erwartungen von Patienten oder anderen interessierten Kreisen, um nur einige zu nennen, bleiben nicht ohne Auswirkung auf das Qualitätsmanagementsystem. Dieses muss an die neuen Bedingungen angepasst werden. Die Norm fordert hier zu einem proaktiven, vorausschauenden Handeln auf.

Auch Veränderungen am Qualitätsmanagementsystem müssen geplant erfolgen. Die DIN EN ISO 9001 fordert daher, vor der Durchführung von Systemveränderungen über deren Zweck und Konsequenzen nachzudenken und den erforderlichen Aufwand zu betrachten. Übergeordnetes Ziel ist es sicherzustellen, dass das Qualitätsmanagementsystem in seiner Funktionsfähigkeit erhalten bleibt.

Im Rahmen von Systemveränderungen muss weiterhin darüber nachgedacht werden, ob eine Neuregelung von Verantwortlichkeiten erforderlich ist.

Bei folgenden Veränderungen sollten die Frage gestellt werden, ob diese Auswirkungen auf das QM-System haben und Änderungen erforderlich werden, z. B.

- Personalwechsel in der Leitungsebene,
- umfangreiche Veränderungen im Personalbereich (Abbau, Zuwachs),
- Veränderungen des Leistungsspektrums,
- Ausgliederung von Leistungen,
- Schließung/Zusammenlegung von Zentren/Stationen/Ambulanzen/Bereichen,
- Schaffung neuer Versorgungsstrukturen (z. B. MVZ, Integrierte Versorgung),
- Änderungen in der Vergütung/Abrechnung,
- Änderungen externer Anforderungen (z. B. Gesetze, Vorgaben, Anforderungen interessierter Kreise),

um nur einige zu nennen.

Hinweise zur Umsetzung

Nicht nur der Aufbau eines Qualitätsmanagementsystems, sondern auch dessen Erhalt und Weiterentwicklung erfordert ein geplantes Vorgehen. Hierzu müssen Verantwortlichkeiten und Zuständigkeiten klar geregelt werden.

Bewährt hat sich die Einführung eines QM-Lenkungs- oder -Steuerungskreises, der gemeinsam mit dem Qualitätsmanagementbeauftragten die Planungs- und Koordinierungsaufgaben übernimmt. Um der Aufgabe der Planung und auch Kontrolle der Umsetzung gerecht werden zu können, sollten regelmäßige Treffen in vier- bis sechswöchentlichen Abständen erfolgen. Die Zeitintervalle müssen natürlich den Bedürfnissen der Einrichtung angepasst werden.

Sinnvoll ist beispielsweise die Einführung eines QM-Jahresplans, in dem die durchzuführenden Routineaktivitäten wie auch Veränderungsmaßnahmen mit den entsprechenden Verantwortlichkeiten hinterlegt sind. Werden die einzelnen Aufgaben über das gesamte Jahr verteilt, vermeidet man Belastungsspitzen, wie sie beispielsweise häufig vor einer externen Begutachtung auftreten.

Beispiel QM Jahresplan

Januar	Februar	März	April	Mai	Juni
QM-Steuerungskreis	QM-Steuerungskreis	QM-Steuerungskreis	QM-Steuerungskreis	QM-Steuerungskreis	QM-Steuerungskreis
Überprüfung der QM-Dokumentation Kennzahlenanalyse des Vorjahres für Jahresabschluss	Bewertung von Dienstleistern und Lieferanten, externen Prozessen	Interessierte Parteien Messung/Auswertung Kundenzufriedenheit	Prozessbewertungen	Auswertung Fehler- und Beschwerden CIRS und Schadenfälle	Internes Systemaudit Maßnahmenableitung und Umsetzungscontrolling

Juli	August	September	Oktober	November	Dezember
QM-Steuerungskreis	QM-Steuerungskreis	QM-Steuerungskreis	QM-Steuerungskreis	QM-Steuerungskreis	QM-Steuerungskreis
Änderungen Umfeldfaktoren SWOT-Analyse Strategieentwicklung	Ziel- und Maßnahmenfestlegung für Folgejahr zur Vorbereitung der Budgetplanung	Managementbewertung QM Info-Veranstaltung Mitarbeiter	Externes Audit	Abschluss Budgetplanung Folgejahr Auswertung Audit und Maßnahmenplanung	Umsetzungscontrolling Finalisierung Ziel und Maßnahmenplanung Folgejahr

Nachweise

- Qualitäts-Jahresplan
- Protokoll von QM-Lenkungs-/-Steuerungskreissitzungen
- Managementbewertung
- Änderungsplanung (Ablauf, Maßnahmen, Ressourcen)

Fragen zur Selbstüberprüfung

6.3.1 Wie und durch wen wird Änderungsbedarf am Qualitätsmanagementsystem festgestellt?

6.3.2 Auf welche Weise werden bei der Planung von Änderungen deren Zweck, mögliche Konsequenzen und Ressourcenbedarf bestimmt?

7 Unterstützung

Das Kapitel »Unterstützung« wurde neu geschaffen und umfasst Inhalte, die zuvor anderen Normenkapiteln zugeordnet waren, wie Ressourcen, Kompetenzen, Kommunikation, dokumentierte Information, sowie neue Anforderungen zu »Wissen der Organisation« und »Bewusstsein«.

7.1 Ressourcen

7.1.1 Allgemeines

Die Organisation muss die erforderlichen Ressourcen für den Aufbau, die Verwirklichung, die Aufrechterhaltung und die fortlaufende Verbesserung des Qualitätsmanagementsystems bestimmen und bereitstellen. Die Organisation muss Folgendes berücksichtigen:

a) die Fähigkeiten und Beschränkungen von bestehenden internen Ressourcen,
b) was notwendigerweise von externen Anbietern zu beziehen ist;
c) [die Fähigkeiten des klinischen Prozessmanagements, einschließlich des Wissensmanagements und des klinischen Risikomanagements.]

Qualitätsmanagement gibt es nicht zum »Nulltarif«.

Die Einführung, Umsetzung und Aufrechterhaltung eines Qualitätsmanagementsystems und dessen ständige Verbesserung erfordern Zeit, qualifizierte Mitarbeiter, ggf. Mittel für Beratung und Schulung. Auch im Rahmen einer Zertifizierung entstehen Kosten. Die Norm fordert daher, dass die Organisation ihren Bedarf an personellen und sonstigen Ressourcen ermittelt und bereitstellt. Dabei müssen die vorhandenen Möglichkeiten – auch mögliche Beschränkungen – berücksichtigt werden. Unter Umständen müssen Leistungen von externen Anbietern in Anspruch genommen werden (▶ Kap. 8.4).

15224

Die DIN EN 15224 fordert bei diesen Überlegungen, zusätzlich noch die Leistungsfähigkeit des klinischen Prozessmanagements, Wissensmanagements und klinischen Risikomanagements zu berücksichtigen. Im Gegensatz zur DIN EN ISO 9001, die zwar Anforderungen an das Wissen der Organisation stellt, wird hier explizit ein Wissensmanagement gefordert. Auch im Hinblick auf das klinische Risikomanagement gehen die Anforderungen über die der DIN EN ISO 9001 hinaus.

Hinweise zur Umsetzung

Häufig werden der Aufwand für die Einführung, aber auch die Aufrechterhaltung und Weiterentwicklung eines Qualitätsmanagementsystems unterschätzt.

Zur Umsetzung dieser Normenforderung empfehlen sich die Erstellung eines Finanzplanes und die Bereitstellung eines Budgets für das Qualitätsmanagement. Es sollten die folgenden Bereiche berücksichtigt werden:

- Personalkosten
- Mittel für Schulungen
- Mittel für Beratung und Zertifizierung

Für bestimmte Leistungen werden möglicherweise Leistungen von externen Anbietern benötigt.

Der Aufwand für das Qualitätsmanagementsystem muss sich an der wirtschaftlichen Situation der Einrichtung orientieren und ist abhängig vom Anwendungsbereich, Qualitätspolitik, Prozessen, Zielen und Größe der Organisation. Eine Budgetplanung kann dabei helfen, die für das Qualitätsmanagementsystem erforderlichen Mittel zu erkennen, zu quantifizieren und bei der Entscheidung zu unterstützen, welche Maßnahmen mit welcher Priorität umgesetzt werden.

Nachweise

- Ressourcenplanung (z. B. Budgetplan, Investitionsplan, Stellenplan)

Fragen zur Selbstüberprüfung

7.1.1.1 Auf welche Weise ermittelt die Organisation die für das Qualitätsmanagementsystem benötigten Ressourcen?

15224

7.1.1.2 Wie werden bei der Ressourcenplanung klinisches Prozessmanagement, Wissensmanagement und klinisches Risikomanagement berücksichtigt?

7.1.2 Personen

Die Organisation muss die Personen bestimmen und bereitstellen, die für die wirksame Umsetzung ihres Qualitätsmanagementsystems und für das Betreiben und Steuern seiner Prozesse notwendig sind.

Eine der wichtigsten Ressourcen für das Qualitätsmanagement sind Mitarbeiter. Daher muss die Organisation dafür Sorge tragen, dass genügend Mitarbeiter zum einen für das Qualitätsmanagement zum anderen für alle eingeschlossenen Prozesse zur Verfügung stehen. Dabei muss auch sichergestellt werden, dass diese Personen über die erforderliche Kompetenz (▶ Kap. 7.2) verfügen. Zuständigkeiten und Verantwortlichkeiten sind klar zu regeln (▶ Kap. 5.3).

Die Norm spricht ausdrücklich nicht von »Personal«, da mit Personen nicht nur die festangestellten Mitarbeiter einer Organisation gemeint sind, sondern alle in der Einrichtung tätigen Personen, beispielsweise auch Leiharbeitskräfte, Studenten, Praktikanten oder ehrenamtlich tätige Personen.

Hinweise zur Umsetzung

Zwar fordert die DIN EN ISO 9001 keinen »Beauftragten der obersten Leitung für das Qualitätsmanagement« mehr, doch sind weiterhin Personen erforderlich, die sich um die Arbeit am und für das Qualitätsmanagement kümmern und hierfür die nötigen zeitlichen Ressourcen zur Verfügung haben.

Gerade im Krankenhausbereich wird häufig erwartet, die für das Qualitätsmanagement erforderlichen Arbeiten, wie das Erstellen von Prozessbeschreibungen, Arbeitsanweisungen oder Standards »nebenbei« zu erledigen. Auch wird häufig unterschätzt, wie viel Zeit für interne Audits und Maßnahmenumsetzung benötigt wird. Zu geringe zeitliche Ressourcen für QM-Arbeit führen häufig zu Frustrationen bei in der Regel sehr engagierten und motivierten Qualitätsmanagementbeauftragten und Mitarbeitern im Qualitätsmanagement. Viele Qualitätsprojekte scheitern an zu wenig Zeit.

Zeit für QM-Aufgaben sollte daher nicht nur formal im Stellenplan und als Stellenbeschreibungen hinterlegt werden, sondern muss tatsächlich verfügbar sein.

Ebenso müssen die für die sichere und zuverlässige Prozessdurchführung erforderlichen personellen Ressourcen zur Verfügung stehen. So kann beispielsweise ein wirksames 4-Augen-Prinzip nur erfolgen, wenn tatsächlich zwei Mitarbeiter vor Ort verfügbar sind. Im Rahmen der Prozessplanung wird daher auch gefordert, den Ressourcenbedarf, also auch die erforderlichen personellen Ressourcen zu planen (▶ Kap. 8.1).

Auch müssen bei der Personalplanung Einflüsse wie demografischer Wandel, Verfügbarkeit von Fachkräften, Wunsch nach Vereinbarkeit von Beruf und Familie, vermehrte Teilzeittätigkeit, um nur einige zu nennen, berücksichtigt werden.

Nachweise

- Stellen-/Personalplanung
- Stellen-/Funktionsbeschreibungen
- Personaleinsatzplanung/Dienstpläne
- Rotationspläne
- Qualifizierungsmatrix
- Personalentwicklungskonzepte

Fragen zur Selbstüberprüfung

7.1.2.1 Wie werden die für das Qualitätsmanagement erforderlichen personellen Ressourcen ermittelt und bereitgestellt?
7.1.2.2 Wie wird sichergestellt, dass für die Durchführung der Prozesse ausreichend Personen verfügbar sind?

7.1.3 Infrastruktur

Die Organisation muss die Infrastruktur bestimmen, bereitstellen und instandhalten, die für die Durchführung ihrer Prozesse notwendig ist und um die Konformität von Produkten und Dienstleistungen zu erreichen.

[Die Organisation der Gesundheitsversorgung muss die Verfügbarkeit, Zuverlässigkeit und Kontinuität der klinischen Prozesse sicherstellen, wenn Störungen der Infrastruktur eintreten.]

Zur Erreichung von Produkt- und Servicequalität ist es erforderlich, dass die zur Herstellung eines Produktes oder die für das Erbringen einer Dienstleistung nötigen Mittel vorhanden sind. Die Infrastruktur einer Einrichtung hat erheblichen Einfluss auf die Qualität der Prozesse und der erbrachten Leistungen. Man spricht hier auch von der »Strukturqualität«.

Die Norm fordert daher, diese Infrastruktur zu bestimmen, bereitzustellen und auch instandzuhalten.

Hinweise zur Umsetzung

Welche medizinisch-technische Ausstattung ist zur Erbringung der angebotenen diagnostischen bzw. therapeutischen Maßnahmen erforderlich?

Für ein Krankenhaus sind hier die Einhaltung behördlicher Anforderungen (z. B. die Ausstattung von OP-Sälen entsprechend Hygieneverordnung, Einhaltung von Brandschutzbestimmungen) von besonderer Bedeutung, aber auch die unter Umständen vorhandene Erwartungen und Wünsche der Patienten z. B. nach geeigneten Aufenthaltsräumen, ansprechenden Krankenzimmern ggf. mit Komfortausstattung wie beispielsweise Fernseher, Telefon, Internetzugang. Dabei muss man auch sich verändernde Patientenwünsche und Anforderungen berücksichtigen. Hier kann es sinnvoll sein, z. B. im Rahmen von Patientenbefragungen, regelmäßig die Erwartungen der Patienten und gegebenenfalls der Angehörigen zu ermitteln.

Zur Infrastruktur zählen neben Gebäuden und Versorgungseinrichtungen, Ausstattung mit Geräten, auch die Informationstechnologie – (IT) – -Ausstattung, die auch im Gesundheitswesen im Rahmen der digitalen Transformation zunehmend an Bedeutung gewinnt, insbesondere im Hinblick auf die Verschlüsselung von Diagnosen und Prozeduren, elektronische Patientenakte, Telemedizin etc. Hier stellt sich die Frage nach der Zuverlässigkeit der IT und der Datensicherheit.

Nicht vergessen darf man die Bedeutung unterstützender Dienstleistungen, wie z. B. einen gut funktionierenden Patiententransport, Hol- und Bringedienst und eine moderne Kommunikationstechnik.

Generell gilt es jedoch zu unterscheiden zwischen den Dingen, die zur Leistungserbringung unbedingt erforderlich sind (z. B. infolge gesetzlicher Vorgaben, Einhaltung des Standes der Technik), dem Wünschenswerten und Finanzierbaren. Hierbei kann – und wird es mit großer Wahrscheinlichkeit! – zu einem Konflikt zwischen den Patientenwünschen einerseits und den finanziellen Möglichkeiten der Einrichtung andererseits kommen.

Das Themengebiet Infrastruktur weist viele Schnittstellen auf – beispielsweise zu Einkauf und Wartung. So gilt es beispielsweise im Rahmen der Wartungsplanung sicherzustellen, dass die Leistungsfähigkeit der Einrichtung nicht in Frage gestellt wird.

15224

Die DIN EN 15224 schließt in die Infrastruktur die Medizinprodukte ein und fordert von einer Gesundheitseinrichtung, die klinischen Prozesse auch bei Störungen der Infrastruktur sicherzustellen.

Nachweise

- Gebäude und zugehörige Gebäudetechnik
- Technische Ausstattung und Verfügbarkeit von Geräten
- Transporteinrichtungen
- Schutzausrüstungen
- Informations- und Kommunikationstechnik
- Investitionsplanung für Immobilien und Geräte
- Planung der Instandhaltungskosten
- Instandhaltungspläne
- Notfall- und Krisenpläne
- Redundante oder zeitweilige Quellen für die Anwendung in Notfällen (z. B. Stromausfall, Ausfall der Wasserversorgung)
- Übungen zu Notfallsituationen (z. B. Brandschutzübungen, Notstrom)

Fragen zur Selbstüberprüfung

7.1.3.1 Auf welche Weise ermittelt die Organisation die zur Leistungserbringung erforderliche Infrastruktur?
7.1.3.2 Welche größeren Investitionen in die Infrastruktur wurden im vergangenen Jahr getätigt oder befinden sich in der Planung/Umsetzung?
7.1.3.3 Wie werden erforderliche Infrastrukturinvestitionen im Rahmen der Investitionsplanung berücksichtigt?
7.1.3.4 Wie werden Instandhaltungs- und Wartungsmaßnahmen geplant und umgesetzt?

15224

7.1.3.5 Wie werden Beschaffung, Umgang und Wartung von Medizinprodukten geregelt?
7.1.3.6 Wie stellt die Organisation ihre Leistungsfähigkeit beim Ausfall oder Störungen der Infrastruktur sicher?
7.1.3.7 Wie werden Notfall- und Krisenpläne erstellt, überprüft und aktualisiert?
7.1.3.8 Liegen Ausfallkonzepte kritischer Infrastrukturen (z. B. Strom, Wasser, IT, Kommunikation) vor und werden diese geprobt?

7.1.4 Prozessumgebung

Die Organisation muss die Umgebung bestimmen, bereitstellen und aufrechterhalten, die für die Durchführung ihrer Prozesse und zum [wirksamen und sicheren] Erreichen der Konformität von Produkten und Dienstleistungen benötigt wird.

Eine geeignete Umgebung kann eine Kombination von menschlichen und physikalischen Faktoren sein, z. B.

a) soziale Faktoren (z. B. diskriminierungsfrei, ruhig, nicht konfrontativ)
b) psychologische Faktoren (z. B. stressmindernd, Prävention von Burnout, emotional schützend)
c) physikalische Faktoren (z. B. Temperatur, Wärme, Feuchtigkeit, Licht, Luftführung, Hygiene, Lärm)

Diese Faktoren können sich in Abhängigkeit von den bereitgestellten Produkten und Dienstleistungen [der Gesundheitsversorgung] wesentlich unterscheiden.

Während in der Vorgängerversion der DIN EN ISO 9001 noch von »Arbeitsumgebung« die Rede war, beziehen sich die neuen Anforderungen auf die Prozessumgebung. Betrachtet werden alle Faktoren, die auf Prozesse wirken können und somit die Prozessqualität beeinflussen.

Diese Einflüsse können physikalischer Natur sein, wie Temperatur oder Lärm, oder psycho-sozialer Herkunft. Gerade letztere Einflüsse gewinnen im

Rahmen der Gesundheitsversorgung eine immer bedeutsamere Rolle – schließlich erbringen hier Menschen Leistungen am und für Menschen.

Auch bei dieser Normenforderung müssen geltende gesetzliche und behördliche Anforderungen, beispielsweise zum Arbeitsschutz, berücksichtigt werden. Ist z. B. der EDV-Arbeitsplatz entsprechend der arbeitssicherheitstechnischen Anforderungen gestaltet? Entspricht der Röntgenarbeitsplatz, der Laborarbeitsplatz den behördlichen Auflagen?

Bei der Einführung neuer Dienstleistungen und dem Einsatz neuer Technologien sollten immer auch die Anforderungen an die Prozessumgebung bedacht werden und in die Planung einfließen. Hierdurch lassen sich »Pannen« vermeiden, die beispielsweise dadurch entstehen, dass neue Geräte angeschafft werden, ohne dass die hierzu erforderlichen baulichen und räumlichen Gegebenheiten berücksichtigt werden (z. B. Ultraschallgerät für einen Raum, der sich nicht hinreichend abdunkeln lässt) oder dass im Rahmen von Baumaßnahmen die Besonderheiten einer Klinik nicht genügend berücksichtigt werden (z. B. Aufzüge, deren Türen zu schmal für Patientenbetten sind).

15224

Die DIN EN 15224 ergänzt, dass bei der Analyse der Prozessumgebung Wirksamkeit und Sicherheit der Prozesse und ihrer Ergebnisse betrachtet werden sollen.

Nachweise

- Gefährdungsanalysen der Arbeitsplätze
- Nachweise zur Erfüllung behördlicher oder gesetzlicher Anforderungen bzw. Auflagen
- Messergebnisse (z. B. Temperatur, Luftkonzentrationen von Arbeitsstoffen)

Fragen zur Selbstüberprüfung

7.1.4.1 Wie ermittelt die Organisation die Bedingungen der Prozessumgebung, die zur Durchführung der Prozesse notwendig sind, um die gewünschte Produkt- und Servicequalität zu erreichen?
7.1.4.2 Welche Kriterien, z. B. soziale, psychologische und physikalische Faktoren, werden bei der Gestaltung der Prozessumgebung berücksichtigt?
7.1.4.3 Wie wird die Einhaltung behördlicher und gesetzlicher Anforderungen an die Prozessumgebung sichergestellt?

7.1.5 Ressourcen zur Überwachung und Messung

7.1.5.1 Allgemeines

Die Organisation muss die Ressourcen bestimmen und bereitstellen, die für die Sicherstellung gültiger und zuverlässiger Überwachungs- und Messergebnisse benötigt werden, um die Konformität von Produkten und Dienstleistungen mit festgelegten Anforderungen nachzuweisen.

Die Organisation muss sicherstellen, dass die bereitgestellten Ressourcen:

a) für die jeweilige Art der unternommenen Überwachungs- und Messtätigkeiten geeignet sind: [d.h. geeignet sind und die Fähigkeit zur Überwachung und Messung der Ergebnisse klinischer Prozesse haben;]
b) aufrechterhalten werden, um deren fortlaufende Eignung sicherzustellen;

Die Organisation muss geeignete dokumentierte Informationen als Nachweis für die Eignung der Ressourcen zur Überwachung und Messung aufbewahren.

Mess- und Prüftätigkeiten haben im Qualitätsmanagement eine besondere Bedeutung. Daher müssen die hierfür eingesetzten Methoden und Messmittel geeignet, gültig und zuverlässig sein. Hierüber muss die Organisation geeignete Nachweise aufbewahren.

Unter einem Messmittel wird im Allgemeinen ein Messgerät, welches der Messung einer Messgröße dient (beispielsweise ein Thermometer, welches Temperatur misst, oder eine Waage, welche das Gewicht misst), eine Messeinrichtung (bestehend aus einem oder mehreren Messgeräten oder Hilfsmitteln, z. B. ein Monitoring Gerät, welches Blutdruck, Puls und Atemfrequenz misst) sowie Geräte zur Kalibrierung und Prüfung, auch Prüfmittel genannt, verstanden. Prüfmittel dienen dabei der Prüfung von Produkten.

Beispiel

Zur Überwachung klinischer Prozesse können Checklisten eingesetzt werden, beispielsweise im Rahmen der Vorbereitung eines Patienten für einen operativen Eingriff. Auf diese Weise kann nachvollzogen werden, wer welche Arbeitsschritte mit welchem Ergebnis durchgeführt hat. Vor Transport in den OP kann somit geprüft werden, ob alle Vorbereitungen ordnungsgemäß erfolgt sind.

Hinweise zur Umsetzung

Zunächst einmal gilt es zu ermitteln, welche Messungen bzw. Prüfungen im Rahmen des Qualitätsmanagements bzw. der Leistungserbringung erforderlich sind und durchgeführt werden, um dann zu bestimmen, welche Messmittel hierbei zum Einsatz kommen. Damit sind nicht nur technische Messmittel gemeint, sondern alles, was in irgendeiner Weise zu einer Messung oder Überwachung beitragen kann, beispielsweise auch Fragebögen, Assessmenttools, Checklisten.

Dann gilt es zu erfassen, welche gesetzlichen Anforderungen in diesem Bereich zur Anwendung kommen, wie beispielsweise das Eichgesetz bei Waagen oder das Medizinproduktegesetz, die Medizingerätebetreiberverordnung bei Messgeräten wie Tonometern, Blutdruckmessgeräten oder Monitoren. Die Einhaltung der gesetzlichen Bestimmungen wird im Rahmen von Zertifizierungen überprüft.

Nachweise

- Liste der Prüfmittel/Prüfmittelkartei
- Prüfprotokolle
- Prüfplaketten auf Prüfmitteln (Nachweis der messtechnischen Kontrolle (MTK))

Fragen zur Selbstüberprüfung

7.1.5.1.1 Wie werden die für das Qualitätsmanagement und die zur Leistungserbringung erforderlichen Mess- und Prüfmittel bestimmt?
7.1.5.1.2 Wie wird sichergestellt, dass erforderliche Mess- und Prüfmittel zur Verfügung stehen?

7.1.5.2 Messtechnische Rückführbarkeit

Wenn die messtechnische Rückführbarkeit eine Anforderung darstellt, oder von der Organisation als wesentlicher Beitrag zur Schaffung von Vertrauen in die Gültigkeit der Messergebnisse angesehen wird, muss das Messmittel:

a) in bestimmten Abständen oder vor der Anwendung gegen Normale kalibriert oder verifiziert oder beides werden, die auf internationale oder nationale Normale rückgeführt sind; wenn es solche Normale nicht gibt, muss die Grundlage für die Kalibrierung oder Verifizierung als dokumentierte Information aufbewahrt werden;
b) gekennzeichnet werden, um deren Status bestimmen zu können;
c) vor Einstellungsänderungen, Beschädigung oder Verschlechterung, was den Kalibrierstatus und demzufolge die Messergebnisse ungültig machen würde, geschützt sein.

Die Organisation muss bestimmen, ob die Gültigkeit früherer Messergebnisse beeinträchtigt wurde, wenn festgestellt wird, dass das Messmittel für seinen vorgesehenen Einsatz ungeeignet ist, woraufhin die Organisation soweit erforderlich geeignete Maßnahmen einleiten muss.

[Die Messung in klinischen Prozessen sollte hinsichtlich der Identität des Patienten, spezifischer Art des klinischen Prozesses und des Schrittes/der Phase des klinischen Prozesses (z. B. Untersuchung oder Behandlung) rückverfolgbar sein.]

Um sicherzustellen, dass die Messergebnisse zuverlässig sind, müssen die Messgeräte im Rahmen der sogenannten Messmittelüberwachung in regelmäßigen

Abständen überprüft, der Prüfstatus gekennzeichnet und vor Beschädigungen oder anderen Einflüssen geschützt werden, die eine Verfälschung der Messergebnisse zur Folge haben können.

Hinweise zur Umsetzung

Für eingesetzte Messmittel müssen erforderliche Überprüfungen ermittelt und festgelegt werden sowie deren Durchführung gewährleistet werden. Dies kann in einer Prüfmittelübersicht dokumentiert werden.

Die Norm fordert, Messmittel zu kalibrieren bzw. zu verifizieren und dabei zu dokumentieren, auf welchen Vergleichsgrundlagen diese erfolgen.

Verifizierung bedeutet in diesem Zusammenhang, zu prüfen, ob das Mess- oder Prüfverfahren oder verwendete Messmittel den festgelegten Anforderungen entspricht.

Unter Kalibrierung wird in der Messtechnik ein Messprozess verstanden, bei dem beispielsweise ein Messgerät gegenüber einem anderen Messgerät oder Normale gemessen wird, um mögliche Abweichungen des Messgerätes, die zu Fehlmessungen führen können, festzustellen.

> **Beispiel**
>
> Ein Temperaturmessgerät wird mit Hilfe eines geeichten Thermometers kalibriert. Die Ergebnisse dieser Messung werden in einem Kalibrierprotokoll aufgezeichnet.

Die Kennzeichnung des Kalibrierstatus wird beispielsweise durch Prüfplaketten vorgenommen, anhand derer sich der Anwender vor Verwendung des Messgerätes über den Kalibrierstatus informieren muss, beispielweise Prüfplaketten auf Pipetten, MTK- (Messtechnische Kontrolle) Prüfplaketten auf Blutdruckmessgeräten.

Anwender müssen die Prüfplaketten vor Verwendung des Messmittels auf Aktualität hin überprüfen.

Es muss geregelt sein, wie mit möglicherweise fehlerhaften Messergebnissen umzugehen ist.

> **Beispiel**
>
> Im Labor müssen Analysegeräte regelmäßig einer Kalibrierung unterzogen werden. Diese Kontrollmessungen erfolgen in der Regel an jedem Arbeitstag vor Beginn der Probenmessung, teilweise auch untertags. Wird beispielsweise bei einer Kontrollmessung eine Fehlfunktion des Gerätes festgestellt, so ist zu analysieren, ob zuvor durchgeführte Messungen hiervon betroffen sind und geeignete Maßnahmen einleiten, beispielsweise erneute Messungen durchführen, Rückruf von bereits weitergegebenen Messergebnissen.

15224

In der DIN EN 15224 werden konkrete Hinweise gegeben, welche Mess- und Prüftätigkeiten durchgeführt werden sollten, beispielsweise die Prüfung der Identität des Patienten oder spezifische Messungen in den Phasen/Schritten eines klinischen Prozesses.

Nachweise

- Verfahrensanweisungen zum Umgang mit Messgeräten
- Liste der Prüfmittel
- Prüf-/Kalibrierprotokolle
- Prüfplaketten
- Protokolle über Vergleichsmessungen
- Ringversuchsergebnisse
- Checklisten

15224

- Verfahrensanweisung zur sicheren Patientenidentifikation

Fragen zur Selbstüberprüfung

7.1.5.2.1 Wie erfolgt die Überwachung der Mess- und Prüfmittel?
7.1.5.2.2 Werden die hierzu erforderlichen Messmittel in festgelegten Intervallen oder vor Gebrauch kalibriert oder entsprechend internationaler oder nationaler Messnormalen verifiziert?
7.1.5.2.3 Werden die Messmittel bei Bedarf justiert oder nachjustiert?
7.1.5.2.4 Ist an den Messmitteln ihr Kalibrierstatus (z. B. Prüfplakette) erkennbar?
7.1.5.2.5 Sind Messmittel so gesichert, dass sie vor einer Verstellung, Beschädigung und Verschlechterung während Gebrauch, Instandhaltung und Lagerung geschützt sind?
7.1.5.2.6 Wie wird vorgegangen, wenn sich herausstellt, dass ein verwendetes Messmittel den Anforderungen nicht entsprach und die Gültigkeit der Messergebnisse fraglich ist?

15224

7.1.5.2.7 Wie wird die Identität von Patienten überprüft?
7.1.5.2.8 Welche Messungen erfolgen im Rahmen von klinischen Prozessen und sind diese rückverfolgbar?

7.1.6 Wissen der Organisation

Die Organisation muss das Wissen bestimmen, das benötigt wird, um ihre Prozesse durchzuführen und um die Konformität von Produkten und Dienstleistungen zu erreichen. Dieses Wissen muss aufrechterhalten und in erforderlichem Umfang zur Verfügung gestellt werden. Beim Umgang mit sich ändernden Erfordernissen und Entwicklungstendenzen muss die Organisation ihr momentanes Wissen berücksichtigen und bestimmen, auf welche Weise jegliches notwendige Zusatzwissen und erforderliche Aktualisierungen erlangt oder darauf zugegriffen werden kann.

[Das Wissen, das für den Betrieb einer Organisation der Gesundheitsversorgung notwendig ist, umfasst Wissen hinsichtlich entsprechender evidenzbasierter Empfehlungen und Best Practices für alle klinischen Prozesse, die in das Qualitätsmanagementsystem eingeschlossen sind.]

Bei dieser Anforderung handelt es sich um eine der wesentlichen Neuerungen. Während die Norm bislang ausschließlich Anforderungen an die Kompetenz und Qualifikation der Mitarbeiter formulierte, soll nun das Wissen der Organisation insgesamt betrachtet werden.

Es gilt zu klären, welches Wissen in einer Organisation benötigt wird, um jetzt und zukünftig die Durchführung der Prozesse so sicherzustellen, dass diese zu den gewünschten Ergebnissen führen. Es gilt zum einen die Organisation vor Wissensverlusten, beispielweise durch den Weggang von Mitarbeitern, zu schützen und zum anderen Wissenserwerb, beispielsweise durch Erfahrungslernen, Leistungsvergleiche zu fördern. Allerdings gilt es nicht alle erdenklichen Aspekte des Wissens zu berücksichtigen, sondern nur solche, die Einfluss auf die Prozesse und Leistungserbringung haben.

15224

Die DIN EN 15224 fordert zudem, alle im Qualitätsmanagementsystem eingeschlossenen klinischen Prozesse an evidenzbasierten Empfehlungen, beispielsweise Leitlinien der Fachgesellschaften, und Best Practices auszurichten. Um dies zu gewährleisten ist eine systematisierte und strukturierte Vorgehensweise, im Sinne eines Wissensmanagements, erforderlich.

Hinweise zur Umsetzung

Wissen besteht aus internem und externem Wissen. Beispiele für *internes Wissen* sind geistiges Eigentum, Erfahrungswissen, Erkenntnisse aus Projekten, Studien. Beispiele für *externes Wissen* sind Leitlinien, Lehrbücher, Konferenzen, um nur einige zu nennen.

Um sich diesem Thema zu nähern, sollte sich die Einrichtung fragen, welche speziellen Fertigkeiten und Kompetenzen für die Leistungserbringung benötigt werden. Gibt es beispielsweise für Schlüsselkompetenzen geeignete Vertretungsmöglichkeiten und Nachfolgeregelungen, um die Leistungserbringung, beispielsweise bei Erkrankung oder Weggang eines Wissensträgers, aufrechterhalten zu können.

Die Gesundheitsversorgung ist ein wissensbasierter Bereich mit schnellen Veränderungen und starker Spezialisierung, das Expertenwissen erfordert, welches in der Regel langfristig aufgebaut werden muss. Daher ist der Weggang von Wissensträgern häufig nicht einfach zu kompensieren.

Nachweise

- Zugangsmöglichkeiten zu aktuellen Informationen (Bibliotheken, Kongressen)
- Auswertungen von Projekten, z. B. in Wissensdatenbanken
- Personalentwicklungskonzepte
- Vertretungsregelungen
- Nachfolgeregelungen
- Einarbeitungen und Übergaben
- Qualifikationsmatrix

Fragen zur Selbstüberprüfung

7.1.6.1 Wie lernt die Organisation?
7.1.6.2 Wie wird das zur Leistungserbringung erforderliche Wissen ermittelt und im erforderlichen Umfang zur Verfügung gestellt?
7.1.6.3 Wie wird vorhandenes Wissen geschützt (z. B. Nachfolgeplanung, Vertretungsregelungen)?

15224

7.1.6.4 Wie wird sichergestellt, dass sich die klinischen Prozesse an evidenzbasierten Empfehlungen und Best Practices ausrichten?

7.2 Kompetenz

Die Organisation muss:

a) für Personen, die unter ihrer Aufsicht Tätigkeiten verrichten, welche die Leistung und Wirksamkeit des Qualitätsmanagementsystems beeinflussen, die erforderliche Kompetenz bestimmen;
b) sicherstellen, dass diese Personen auf Grundlage angemessener Ausbildung, Schulung oder Erfahrung kompetent sind;
c) wo zutreffend, Maßnahmen einleiten, um die benötigte Kompetenz zu erwerben, und die Wirksamkeit der getroffenen Maßnahmen zu bewerten;

d) angemessene dokumentierte Informationen als Nachweis der Kompetenz aufbewahren;
e) [sicherstellen, dass das gesamte Personal seine Aufgaben unter Berücksichtigung aktueller evidenz- und/oder wissensbasierter Best Practices ausführen;]
f) [sicherstellen, dass das gesamte Personal bezüglich aller relevanten Aspekte seiner Funktionen, einschließlich des klinischen Risikomanagements für die Patientensicherheit ausgebildet ist.]

[Diese Kompetenzanforderungen müssen ebenso bei externen oder vertraglich gebundenem Personal, das in klinische Prozesse eingebunden ist, angewendet werden.]

Zur Umsetzung der Prozesse und Leistungserbringung werden kompetente Mitarbeiter benötigt. Daher beschreibt dieser Abschnitt der DIN EN ISO 9001 die Anforderungen an die Kompetenz, nicht nur in Bezug auf die Mitarbeitenden, sondern grundsätzlich für alle Personen, die im Auftrag oder für die Organisation tätig werden. Bei Kompetenz handelt es sich um eine Kombination aus Fähigkeiten, Wissen und Fertigkeiten. Über vorhandene Kompetenzen, Qualifizierungsmaßnahmen und deren Wirksamkeitsüberprüfungen muss eine Nachweisdokumentation vorliegen.

Hinweise zur Umsetzung

Zunächst gilt es zu klären, welche Kompetenzen, welche Qualifikationen zur Leistungserbringung benötigt werden. Dazu müssen die vorhandenen Kompetenzen der Mitarbeiter oder externen Personen ermittelt und ggf. weitere Qualifizierungen in Form von Schulungen oder sonstigen Maßnahmen durchgeführt werden.

15224

Die Anforderungen der DIN EN 15224 sind deutlich anspruchsvoller. So muss sichergestellt werden, dass das gesamte Personal seine Aufgaben evidenz-/wissensbasiert durchführt sowie im klinischen Risikomanagement und in Aspekten der Patientensicherheit ausgebildet ist.

In einem ersten Schritt ist die Erstellung von Tätigkeitsbeschreibungen und Definition klarer Anforderungsprofile bis hin zu Zielvereinbarungs- und Personalentwicklungsgesprächen sinnvoll. Bei der Festlegung von Zuständigkeiten und Verantwortlichkeiten ist zudem zu klären, ob der betreffende Mitarbeiter zum einen die jeweilige Tätigkeit ausführen kann (persönliche Kompetenz) und zum anderen ausführen darf (rechtliche Anforderungen).

> **Beispiel**
>
> Die Verabreichung einer Blutkonserve ist eine ärztliche Tätigkeit. Selbst wenn ein nicht ärztlicher Mitarbeiter die formale Qualifikation dazu besäße, darf er die Aufgabe nicht durchführen.

Vorhandene Qualifikationen können in einer Qualifikationsmatrix abgebildet werden.

Für neue Mitarbeiter gilt es, Einarbeitungskonzepte zu entwickeln und umzusetzen. Hilfreich können hierbei auch Mentoren sein, die dem neuen Kollegen mit Rat und Tat zur Seite stehen.

Weiterhin gilt es, den Schulungs- bzw. Qualifizierungsbedarf von Mitarbeitern systematisch zu ermitteln. Oftmals erfolgen Schulungen ausschließlich nach dem »Gießkannenprinzip«, d. h. nicht individualisiert.

Im Rahmen einer individuellen Schulungsplanung sollten folgende Fragen gestellt werden:

- Welche Fähigkeiten etc. braucht der Mitarbeiter zur Ausübung seiner Tätigkeit?
- Über welche Fähigkeiten etc. verfügt er?
- Welche Maßnahmen sind erforderlich?
- Waren die Maßnahmen erfolgreich?

Zielsetzung ist hierbei eine bedarfsorientierte an den Bedürfnissen der Mitarbeiter ausgerichtete Planung und Umsetzung mit anschließender Erfolgskontrolle. Es sollte eine Abstimmung zwischen den Anforderungen der Organisation und den Erwartungen und Bedürfnissen des Mitarbeiters erfolgen.

Weiterhin sind dokumentierte Konzepte zur Aus- und Weiterbildung der Mitarbeiter zu erstellen. Diese Konzepte müssen zum einen die gesetzlichen Anforderungen an die Aus- und Weiterbildung (z. B. Bedingungen zur Facharztweiterbildung) erfüllen, aber auch klinik- oder abteilungsspezifische Inhalte (z. B. Schulungen zu klinikspezifischen EDV-Programmen, Einhaltung von Hygienevorschriften) umfassen.

In vielen medizinischen Einrichtungen werden zwar zahlreiche Schulungs- und Qualifizierungsmaßnahmen durchgeführt, jedoch oftmals nicht hinreichend dokumentiert. Dies kann durch Führen von Anwesenheitslisten, Sammeln von Teilnahmebescheinigungen etc. erfolgen.

Auch bei der Schulungsdokumentation gilt das Prinzip:

Keine Dokumentation = Schulung nicht erfolgt!

Die Schulungsdokumentation wird im Rahmen von Zertifizierungsaudits eingesehen!

Eine weitere Anforderung betrifft die Bewertung der Wirksamkeit durchgeführter Schulungsmaßnahmen.

Was ist hiermit gemeint?

Beispiel

Bei einer Pflegeperson wurden Probleme beim Umgang mit EDV-Programmen des Stationsarbeitsplatzes festgestellt. Sie wird zu einer EDV-Schulung geschickt.

Nach erfolgter Schulung stellt sich die Frage: Ist die Pflegeperson nun in der Lage, mit dem EDV-Programm sicher umzugehen? (Denn wenn nicht, hätte dies Konsequenzen: War die Schulung unzureichend/schlecht? Benötigt der/die Mitarbeiter(in) weitere Hilfe? ...)

Auch die Durchführung von Wirksamkeitsüberprüfungen wird im Rahmen von Zertifizierungsaudits regelmäßig hinterfragt. Es zeigen sich hierbei häufig Abweichungen.

Bereits bei der Planung von Schulungs- oder Qualifizierungsmaßnahmen sollte daher überlegt werden, ob und auf welche Weise eine Wirksamkeitsüberprüfung durchgeführt werden soll. Es muss nicht zwingend für jede Schulungsmaßnahme eine Wirksamkeitsüberprüfung erfolgen. Jedoch sollte erkennbar sein, warum eine solche nicht durchgeführt wurde.

Eine Bewertung von Schulungsmaßnahmen soll dazu dienen, systematisch zu hinterfragen, welche Schulungen sich wirklich »lohnen«, d. h. zu dem gewünschten Ergebnis führen und zu effizienteren Lösungen beitragen. Schließlich verursachen Schulungen erhebliche Kosten, wenn man Teilnahmegebühren, Reisekosten, Arbeitszeitausfall etc. betrachtet.

15224

Zur Erfüllung der Anforderungen der DIN EN 15224 sollten Schulungen zum klinischen Risikomanagement und zur Verbesserung der Patientensicherheit erfolgen. Daneben sollen Bewusstsein für Qualitätsanforderungen und Qualitätsaspekte gefördert werden.

Beispiel

Notfalltrainings oder Team-Simulationstrainings können einen wirksamen Beitrag zur Verbesserung der Patientensicherheit leisten.

Weiterhin können Methodenkompetenzen zum klinischen Risikomanagement, wie die Durchführung von Szenariorisikoanalysen oder Schadenfallanalysen, Auswertung von Fehlermeldungen, erforderlich werden.

Wichtig ist hierbei, dass diese Anforderungen ebenso für externe Mitarbeiter oder vertraglich gebundenes Personal gelten.

7.2 Kompetenz

Nachweise

- Stellen- und Funktionsbeschreibungen
- Arbeitsverträge
- Zertifikate und Zeugnisse
- Personalentwicklungskonzept
- Einarbeitungskonzepte
- Schulungsplanungen
- Teilnahmebescheinigungen
- Nachweise über die Bewertung der Wirksamkeit von Schulungen oder Qualifizierungsmaßnahmen
- Qualifikationsmatrix
- Protokolle von Mitarbeiter-/Personalentwicklungsgesprächen

Fragen zur Selbstüberprüfung

7.2.1 Auf welche Weise identifiziert die Organisation die Kompetenzanforderungen ihrer internen und externen Mitarbeiter?
7.2.2 Wie wird die Erfüllung der erforderlichen Kompetenzanforderungen sichergestellt?
7.2.3 Wie werden Schulungs- und Qualifizierungsbedarfe ermittelt und umgesetzt?
7.2.4 Wie werden Erfolg und Wirksamkeit von Schulungs- oder Qualifizierungsmaßnahmen beurteilt?
7.2.5 Wie wird sichergestellt, dass externe Mitarbeiter (z. B. Honorarkräfte) über die erforderliche Kompetenz verfügen?
7.2.6 Wie erfolgt die Einarbeitung neuer Mitarbeiter?
7.2.7 Wie werden Nachweise von Kompetenzen, Schulungen und Qualifizierungsmaßnahmen geführt?

15224

7.2.8 Wie wird sichergestellt, dass das gesamte Personal seine Aufgaben unter Berücksichtigung aktueller evidenz- und/oder wissensbasierter Best Practices ausführt?
7.2.9 Wie erfolgt die Ausbildung des Personals bezüglich klinischem Risikomanagement und Patientensicherheit?

7.3 Bewusstsein

Die Organisation muss sicherstellen, dass die Personen, die unter Aufsicht der Organisation Tätigkeiten verrichten, sich Folgendem bewusst sind:

a) der Qualitätspolitik;
b) der relevanten Qualitätsziele;
c) ihres Beitrags zur Wirksamkeit des Qualitätsmanagementsystems, einschließlich der Vorteile einer verbesserten Leistung;
d) der Folgen einer Nichterfüllung der Anforderungen des Qualitätsmanagementsystems;
e) [ihrer Funktion in klinischen Prozessen;]
f) [ihres Beitrags zur Patientensicherheit.]

[Das Personal sollte sich über die Patientenrechte bewusst sein. Dies schließt auch die Rechte der interessierten Parteien ein und ist in Übereinstimmung mit jeglichen nationalen Vorgaben.]

Damit ein Qualitätsmanagementsystem wirksam in einer Organisation eingeführt und gelebt werden kann, reichen der Wille und das Engagement der Führung alleine nicht aus – alle Mitarbeitenden müssen mitwirken.

Bereits in der Vorgängerversion wurde gefordert, dass Mitarbeiter die Qualitätspolitik und relevante Qualitätsziele kennen sowie sich der Bedeutung und Wichtigkeit ihrer Tätigkeit und ihres Beitrages zum Erreichen der Qualitätsziele bewusst sein müssen.

Diese Anforderungen wurden nun in diesem neuen Kapitel »Bewusstsein« zusammengeführt und ergänzt. Zusätzlich wird nun gefordert, dass sich Personen auch den Folgen der Nichterfüllung von Anforderungen, beispielsweise wenn Regeln und Vorgaben nicht eingehalten oder umgesetzt werden, bewusst sein müssen.

15224

Die DIN EN 15224 fordert zusätzlich, dass Mitarbeiter und andere Personen, die in der Einrichtung tätig sind, sich ihrer Funktion in klinischen Prozessen sowie ihres Beitrags zur Patientensicherheit bewusst sein müssen. Ebenso müssen sie sich der Rechte von Patienten und anderen interessierten Parteien bewusst sein.

Hinweise zur Umsetzung

Auch in dieser Anforderung ist wieder von »Personen« die Rede. Sie gilt daher nicht nur für angestellte Mitarbeiter, sondern für alle Leistungserbringer.

Damit eine Qualitätspolitik oder Qualitätsziele keine bloßen Absichtserklärungen bleiben, sondern auch den Alltag der Mitarbeiter begleitet, muss diese allen nicht nur bekannt, sondern ihnen bewusst sein.

Ebenso sollte sich ein Mitarbeiter darüber Gedanken machen, worin der eigene Beitrag zum Qualitätsmanagement besteht.

Folgende Fragen sollte sich ein Mitarbeiter hierzu stellen:

- Was ist meine Rolle und Verantwortlichkeit im Rahmen des Qualitätsmanagements?
- Welche Aspekte der Qualitätspolitik haben Bedeutung für mich und meine Aufgaben?
- Wie kann ich zum Erreichen der Qualitätsziele beitragen?
- Welchen Nutzen stiftet Qualitätsmanagement?
- Wie trägt Qualitätsmanagement zur Leistungsverbesserung bei?

Neu ist die Anforderung zu reflektieren, zu welchen Konsequenzen die Nichterfüllung von Anforderungen führt.

Beispiele

- Der Hygieneplan des Krankenhauses regelt das Tragen von Schmuck. Uhren, Ringe etc. sind bei Patientenkontakt abzulegen.
  Frage: Ist sich der Arzt der Folgen bewusst, die das Tragen von Ring und Uhr bei der Visite nach sich ziehen kann?
- Im OP wurde das Team-Time-Out eingeführt, um vor dem Eingriff sicherzustellen, dass der richtige Eingriff am richtigen Patienten, auf der richtigen Seite durchgeführt wird und alle erforderlichen vorbereitenden Maßnahmen getroffen wurden.
  Frage: Ist sich das OP-Team der möglichen Folgen bewusst, wenn das Team-Time-Out nicht oder nicht sorgfältig durchgeführt wird?

Oftmals werden die Regelungen im Qualitätsmanagement, die ja das Ziel verfolgen, Prozesse in ihrer Durchführung sicher zu gestalten und Fehler zu vermeiden, als lästig und hinderlich betrachtet. So werden beispielsweise manche Sicherheitscheckliste nicht oder nur unvollständig bearbeitet, 4-Augen-Prinzipien missachtet, die Patientenidentifikation nicht oder nicht sicher durchgeführt. Häufig ist eine Ursache hierfür, dass sich ein Mitarbeiter der möglichen Folgen seiner Handlungen nicht wirklich bewusst ist, zumal die Missachtung von Sicherheitsmaßnahmen ja nicht immer und sofort zu schwerwiegenden Konsequenzen führt.

Nur wenn ich den Sinn und Nutzen einer Vorschrift, beispielsweise eines Hygieneplans, verstanden habe sowie die Folgen einer Nichteinhaltung, bin ich auch bereit, die Regeln zu befolgen.

> **15224**
>
> In Ergänzung zu den oben genannten Fragen sollten folgende reflektiert werden:
>
> - Was ist meine Zuständigkeit und Verantwortlichkeit in klinischen Prozessen?
> - Welchen Beitrag leiste ich zur Patientensicherheit?
> - Welche Rechte haben Patienten, Angehörige oder andere interessierte Parteien?
> - Welchen Beitrag leiste ich zur Wahrung dieser Rechte?

Nun ist ein Bewusstsein, nicht einfach plötzlich »da«, sondern dieses muss entwickelt werden. Hierbei handelt es sich um eine wichtige Führungsaufgabe.

Was gibt es zu tun?
Zum einen kann dies durch regelmäßige Informationen und Schulungen zum Qualitätsmanagement erfolgen. Weiterhin kann im Rahmen von Mitarbeitergesprächen, Schulungen von Arbeitsabläufen, Audits, Fehleranalysen die Bildung eines QM-Bewusstseins gefördert werden. Dabei gilt es jedoch zu beachten, dass sich Bewusstsein nicht verordnen lässt, sondern im Wesentlichen durch Vorbildverhalten von Führungskräften und Kollegen beeinflusst wird.

> **15224**
>
> Um den Anforderungen der DIN EN 15224 zu entsprechen, müssen Fragen zur Patientensicherheit, zu Patientenrechten und Rechten von interessierten Parteien in diese Schulungen und Qualifizierungsmaßnahmen einbezogen werden.

Nachweise

- Schulungsnachweise zu Qualitätspolitik/Qualitätszielen/QM-Themen
- Protokolle von Mitarbeitergesprächen
- Qualitätszirkel oder QM-Arbeitsgruppen-Protokolle
- Schulungsnachweise zu Patientensicherheit/Patientenrechten

Fragen zur Selbstüberprüfung

7.3.1 Wie werden Mitarbeiter über Qualitätspolitik, Qualitätsziele und das Qualitätsmanagement und dessen Ergebnisse informiert?
7.3.2 Wie wird Mitarbeitern vermittelt, welche Konsequenzen die Nichteinhaltung von Vorgaben des Qualitätsmanagements haben können?
7.3.3 Wie beeinflusst das Qualitätsmanagementsystem den Mitarbeiter in seinen Tätigkeiten?

7.3.4 Was hat sich aus Sicht der Mitarbeiter mit Einführung des Qualitätsmanagements verändert?
7.3.5 Welche Ansprechpartner stehen den Mitarbeitern bei Fragen zum Qualitätsmanagement zur Verfügung?

15224

7.3.6 Wie wird den Mitarbeitern ihre Funktion, Rolle und Verantwortlichkeit in klinischen Prozessen vermittelt?
7.3.7 Wie werden den Mitarbeitern Aspekte der Patientensicherheit vermittelt?
7.3.8 Wie werden die Mitarbeiter zu Patientenrechten und Rechten anderer interessierter Parteien informiert und geschult?
7.3.9 Wie wird sichergestellt, dass Bewusstsein auch bei nicht direkt zur Organisation gehörenden Personen, z. B. Dienstleistern, Ehrenamtlichen, gefördert wird?

7.4 Kommunikation

Die Organisation muss die interne und externe Kommunikation, die in Bezug auf das Qualitätsmanagementsystem relevant ist, bestimmen, einschließlich:

a) worüber sie kommunizieren wird;
b) wann kommuniziert wird;
c) mit wem kommuniziert wird;
d) wie kommuniziert wird;
e) wer kommuniziert;
f) [das Kommunikation eingesetzt wird zur Erleichterung
   – der Bereitstellung der Gesundheitsversorgung, die auf aktuellen wissenschaftlichen Nachweisen und/oder Wissen über Best Practice beruht;
   – der Zusammenarbeit verschiedener Phasen der klinischen Prozesse bei der Erbringung der Dienstleistungen der Gesundheitsversorgung;
   – der Wahrnehmung der Wirksamkeit des Qualitätsmanagementsystems in Bezug auf die Qualitätsanforderungen;
   – der Wahrnehmung der Ergebnisse der klinischen und anderen Prozesse;
   – der Wahrnehmung der Ergebnisse von Planung und Entwicklung.]
g) [dass die Organisation der Gesundheitsversorgung über einen leistungsfähigen und transparenten Informationsfluss verfügt, um die Kommunikation von klinischen und anderen Daten in Bezug auf die Qualitätsaspekte im Zusammenwirken und in Interaktion der verschiedenen Phasen der klinischen Prozesse, Funktionen und Fachdisziplinen bei der Bereitstellung von Dienstleistungen der Gesundheitsversorgung zu erleichtern;]

h) *[dass Informationen über neue gesetzliche und andere Anforderungen mit Auswirkungen auf:*
 – die Bereitstellung klinischer und anderer Prozesse;
 – Veränderungen bei der medizinischen oder technischen Ausrüstung;
 – Informationen aus Risikobewertungen;
 – Unfälle, Vorkommnisse und Beinahe-Schäden

leicht verfügbar sind und sowohl der Leitung als auch dem beteiligten Personal mitgeteilt werden.]

Kommunikation nach innen und nach außen hat für jede Organisation eine wichtige Bedeutung. Die Anforderungen an Kommunikation, die zuvor an verschiedenen Stellen der Norm zu finden waren, werden nun in diesem Kapitel zusammengeführt.

15224

In der DIN EN 15224 wird konkret gefordert, dass Kommunikation der Erleichterung der Gesundheitsversorgung, basierend auf aktuellen wissenschaftlichen Nachweisen, Wissen über Best Practice, der verbesserten Zusammenarbeit in den klinischen Prozessen sowie zum Austausch über die Wirksamkeit des Qualitätsmanagements, der Ergebnisse der klinischen und anderen Prozesse, Planung und Entwicklung dienen soll. Zusätzlich wird Kommunikation über neue gesetzliche und andere Anforderungen mit Auswirkung auf die Leistungserbringung gefordert. Mitarbeiter müssen über Risikobewertungen, Unfälle, Vorkommnisse und Beinahe-Schäden informiert werden.

Hinweise zur Umsetzung

Zunächst gilt es zu klären, welche Art von Kommunikation für das Qualitätsmanagement tatsächlich relevant ist, dies betrifft zum einen die Information nach außen in Bezug auf Kunden und interessierte Parteien und zum anderen nach innen in Bezug auf die Mitarbeiter und alle innerhalb der Organisation tätigen Personen.

Es gilt dabei festzulegen,

- wer
- wann
- mit wem
- auf welche Weise
- worüber

kommuniziert.

Klare Kommunikationsprozesse dienen der zuverlässigen Leistungserbringung, schaffen Transparenz und fördern Sicherheit. Fehlende oder mangelhafte Kommunikation ist häufig mitursächlich für das Entstehen von Fehlern und Patientensicherheitsproblemen.

Qualitätsmanagement erfordert Transparenz. Ergebnisse aus Prozessanalysen, Kundenbefragungen etc. nützen nur, wenn sie nicht in geheimen Schubladen verschwinden, sondern offen diskutiert werden. Aus Fehlern kann man nur lernen, wenn über sie offen gesprochen werden kann, um gemeinsam nach Lösungen und Verbesserungen zu suchen.

Eine Möglichkeit, die Kommunikationswege in einem Krankenhaus oder Abteilung darzustellen, ist die Erstellung einer Kommunikations- oder Besprechungsmatrix, in der die Besprechungen hinsichtlich Häufigkeit bzw. fester Termine, Teilnehmerkreis, Protokollierung aufgeführt sind.

Bei der Schaffung oder Klärung von Kommunikationsstrukturen sollte auch bedacht werden, dass Kommunikation keine Einbahnstraße sein sollte. Es gilt nicht nur sicherzustellen, dass die Mitarbeiter informiert werden (top-down), sondern auch zu gewährleisten, dass die Führung seitens der Mitarbeiter Rückmeldungen über Belange des Qualitätsmanagements, der Kundenzufriedenheit, Probleme in den Abläufen oder Ergebnissen erhält (bottom-up).

Diese Normenforderung bietet die Chance, das bestehende Besprechungswesen kritisch zu hinterfragen und auf Wirksamkeit hin zu überprüfen. Manche liebegewonnene, aber ineffiziente oder sinnlose Besprechungsroutine wird auf diese Weise ihr Ende finden.

Was gilt es zu klären?

Zum einen die Kommunikation zum Qualitätsmanagement. Dieses kann nicht über die Köpfe der Mitarbeiter hinweg erfolgen, sondern nur gemeinsam mit ihnen. Damit dies überhaupt möglich ist, müssen Mitarbeiter informiert sein.

Auf welche Weise kann dies erreicht werden?

- Durchführung regelmäßiger Mitarbeiterschulungen zum Qualitätsmanagement, dabei sollten allgemeine Informationen zum Qualitätsmanagement der Klinik/Abteilung mitgeteilt werden, aber auch bereichsspezifische, wie z. B. Ergebnisse der Patientenbefragung im Tätigkeitsbereich des Mitarbeiters
- Infoblätter und/oder Pinnwände mit QM-Informationen
- Beilagen zur Lohn-/Gehaltsabrechnung mit QM-spezifischen Informationen
- Hinweise/Informationen im Intranet
- Informationen bzgl. geänderter gesetzlicher Anforderungen

Weiterhin gilt es, die Kommunikation mit Patienten, Angehörigen, Zuweisern, Kooperationspartnern zu regeln.

Was ist hiervon betroffen?

- Information über Leistungen und Ansprechpartner (z. B. Informationsbroschüren, Flyer, Internetauftritt)

- Aufklärung gemäß gesetzlicher Anforderungen
- Informationen über durchgeführte Diagnostik und Behandlungen (z. B. Befundberichte, Arztbriefe)

Interne Kommunikationsprozesse sollen die sichere Informationsweitergabe während des Diagnostik- und Behandlungsprozesses gewährleisten, beispielsweise im Rahmen von

- Dienstbesprechungen,
- Übergaben,
- Visiten,
- Tumorboards oder
- Konferenzen,

um nur einige zu nennen.

Nachweise

- Besprechungsmatrix
- Protokolle
- Inter-/Intranetauftritt
- Informationsmaterialien (z. B. Flyer, Broschüren)
- Aufklärungsformulare
- Arztbriefe
- Befunde
- Pflegedokumentation

Fragen zur Selbstüberprüfung

7.4.1 Welche Regelungen zur internen und externen Kommunikation werden getroffen?
7.4.2 Wie wird die Informationsweitergabe im Rahmen der Patientenversorgung sichergestellt?
7.4.3 Wie erfolgt die Informationsweitergabe an weiter- oder mitbehandelnde Ärzte oder andere Anbieter von Gesundheitsleistungen?
7.4.4 Welche Regelungen bestehen zur Aufklärung von Patienten?
7.4.5 Wie werden Mitarbeiter über Aspekte des Qualitätsmanagements informiert?

15224

7.4.6 Wie werden Mitarbeiter über Ergebnisse von Risikobeurteilungen informiert?
7.4.7 Wie werden Mitarbeiter über Unfälle, Vorkommnisse und Beinahe-Schäden in Kenntnis gesetzt?

7.4.8 Wie werden Änderungen an gesetzlichen oder behördlichen Anforderungen bekannt gegeben?

7.4.9 Wie werden Mitarbeiter über die Ergebnisse des Qualitätsmanagements, klinischer und anderer Prozesse sowie von Planung und Entwicklung informiert?

7.5 Dokumentierte Information

7.5.1 Allgemeines

Das Qualitätsmanagementsystem der Organisation muss beinhalten:

a) die von dieser Norm geforderte Information [in einer Form/Sprache, die für die Akteure für die Gesundheitsversorgung verständlich ist];
b) dokumentierte Information, welche die Organisation als notwendig für die Wirksamkeit des Qualitätsmanagementsystems bestimmt hat;
c) [eine Übersicht und Beschreibung der klinischen Prozesse sowie anderer Prozesse, die in das Qualitätsmanagementsystem eingeschlossen sind;]
d) [dokumentierte Informationen darüber, wie klinische Risiken in den Prozessen gehandhabt werden;]
e) [dokumentierte Information mit Bezug auf das Management der klinischen Prozesse durch die Gesundheitsversorgungsbereiche der Organisation, einschließlich derer, die an externe Parteien ausgegliedert sind.]

War in der alten Norm noch die Rede von »Lenkung von Dokumenten« und »Lenkung von Aufzeichnungen«, wird in der DIN EN ISO 9001:2015 stattdessen von dokumentierter Information gesprochen. Hierunter fallen Vorgabe- und Nachweisdokumente. Die Freiheitsgrade im Umgang mit dokumentierter Information haben zugenommen, so werden beispielsweise keine verpflichtenden zu dokumentierenden Verfahren oder ein Qualitätsmanagementhandbuch gefordert. Allerdings finden sich an vielen Stellen der Norm geforderte schriftliche Dokumentationen, die entsprechend vorhanden sein müssen.

Es muss in jeder Organisation geregelt werden, wie mit Dokumenten und Daten verfahren werden soll. Gerade für eine medizinische Einrichtung kann es u. U. lebenswichtig sein, zum richtigen Zeitpunkt, am richtigen Ort, die richtigen aktuellen und gültigen Dokumente oder Daten zur Verfügung zu haben.

Es sind gerade diese Anforderungen an die Dokumentation und Datenlenkung, die die DIN EN ISO in den Verruf gebracht haben, einen riesigen Dokumentationsaufwand zu verursachen. Betrachtet man sich jedoch die Forderungen im Einzelnen, werden im Wesentlichen Selbstverständlichkeiten verlangt, die aus rechtlichen oder abrechnungstechnischen Gründen ohnehin erforderlich sind.

> **Von der DIN EN ISO 9001:2015 geforderte Dokumentierte Informationen**
>
> - Anwendungsbereich des Qualitätsmanagementsystems
>   - Produkte und Dienstleistungen, die unter das QMS fallen
>   - Begründung für jeden Fall, in dem eine Anforderung dieser Norm nicht angewendet werden kann.
> - dokumentierte Informationen zur Durchführung der Prozesse und Nachweis deren geplanter Durchführung
> - Qualitätspolitik und Qualitätsziele
> - Nachweis der Eignung der Ressourcen zur Überwachung und Messung
> - Nachweis der Kompetenz von Personen
> - dokumentierte Information zur geplanten Durchführung von Prozessen
> - dokumentierte Informationen zur Entwicklung
> - dokumentierte Information über Ergebnisse von Beurteilungen, Leistungsüberwachung, Neubeurteilung externer Anbieter
> - dokumentierte Information zur Rückverfolgbarkeit
> - dokumentierte Information über Tätigkeiten bei nichtkonformen Prozessergebnissen/Produkten/Dienstleistungen
> - dokumentierte Informationen zur Managementbewertung
> - dokumentierte Informationen bei Nichtkonformitäten, eingeleiteten Maßnahmen und Ergebnissen jeder Korrekturmaßnahme

Neben den in der Norm geforderten Dokumenten ist die Einrichtung darin frei, zu bestimmen, welche Dokumente sie zum Betreiben des Qualitätsmanagementsystems sonst noch als notwendig erachtet. Diese sind in Abhängigkeit von Größe, Komplexität und Risiken zu erstellen.

> **Beispiel**
>
> Inhalt und Umfang einer Arbeitsanweisung müssen sich am Kenntnisstand der Mitarbeiter bzw. dem Risiko orientieren: Eine Arbeitsanweisung, die gefahrenträchtige Aufgaben regelt, muss umfassender gestaltet sein, als eine für einfachere Tätigkeiten. Werden in einem Bereich wenig erfahrene Mitarbeiter eingesetzt, ist der Regelungsbedarf ebenfalls höher als in einem Bereich mit routinierten Mitarbeitern mit umfassender Fachkompetenz.

15224

Die DIN EN 15224 fordert zusätzlich, dass die Dokumentation in einer für die Anwender im Gesundheitswesen verständlichen Form und Sprache vorliegen muss sowie eine Übersicht und Beschreibung aller klinischen Prozesse im Anwendungsbereich des Qualitätsmanagementsystems. Das Management klinischer Prozesse muss in dokumentierter Form vorliegen, beispielsweise als Leitlinien, Verfahrens- oder Arbeitsanweisungen. Dies gilt auch für ausgegliederte Prozesse, die für die Einrichtung durch Dritte erbracht werden. Auch muss beschrieben werden, wie mit klinischen Risiken in den Prozessen umgegangen wird.

Hinweise zur Umsetzung

Es gilt zu klären, welche Art von dokumentierter Information von der Klinik/Abteilung benötigt wird. Auch wenn formal kein Qualitätsmanagementhandbuch mehr gefordert wird, sollte eine Struktur geschaffen werden, wo diese Dokumente so hinterlegt sind, dass diese einfach und benutzerfreundlich zu finden und zu gebrauchen sind. Ein bestehendes, genutztes und akzeptiertes Qualitätsmanagementhandbuch kann durchaus bestehen bleiben.

Da die neue DIN EN ISO 9001 mehr Gestaltungsmöglichkeiten der Dokumentation erlaubt, ist eine bestehende Dokumentation dahingehend kritisch zu prüfen, was tatsächlich erforderlich ist, was sich als nützlich erwiesen hat und worauf verzichtet werden kann. Es bietet sich also die gute Gelegenheit, die QM-Dokumentation zu verschlanken und zu vereinfachen.

Nachweise

Übersicht über die dokumentierte Information

Fragen zur Selbstüberprüfung

7.5.1.1 Liegt die von der Norm geforderte dokumentierte Information vor?
7.5.1.2 Wie werden Art und Umfang der von der Organisation als erforderlich betrachteten Dokumentation festgelegt?

15224

7.5.1.3 Liegen die Dokumente in einer für die Anwender verständlichen Form und Sprache vor?
7.5.1.4 Gibt es eine Übersicht der klinischen und anderen Prozesse?
7.5.1.5 Liegen Beschreibungen der klinischen und anderen Prozesse vor?
7.5.1.6 Gibt es schriftliche Regelungen zum Umgang mit Risiken in den Prozessen?
7.5.1.7 Gibt es schriftliche Regelungen auch in Bezug auf ausgegliederte Prozesse?

7.5.2 Erstellen und Aktualisieren

Beim Erstellen und Aktualisieren dokumentierter Informationen muss die Organisation:

- *angemessene Kennzeichnung und Beschreibung (z. B. Titel, Datum, Autor oder Referenznummer);*
- *angemessenes Format (z. B. Sprache, Softwareversion, Grafiken) und Medium (z. B. Papier, elektronisch);*
- *angemessene Überprüfung Genehmigung im Hinblick auf Eignung und Angemessenheit;*
- *[die angemessene Bewertung, Kommunikation und Freigabe aller intern oder extern erzeugten Dokumente (einschließlich Anweisungen, klinischer Leitlinien, Protokolle, standardisierter Pflegepläne, Verzeichnisse, Formblätter, Checklisten) mit Bedeutung für die Prozesse vor ihrer Verteilung durch Personen mit entsprechenden Kompetenzen.]*

sicherstellen.

Dokumente haben im Qualitätsmanagement eine besondere Funktion – sie regeln beispielsweise, was, wie und durch wen es zu tun ist. Ein Mitarbeiter muss sich daher darauf verlassen können, dass die ihm zur Verfügung gestellten Dokumente »in Ordnung«, d. h. inhaltlich korrekt und aktuell sind. Daher muss geregelt werden, wer Dokumente erstellen darf, wie diese überprüft und genehmigt werden. Auch muss für den Mitarbeiter erkennbar sein, dass es sich um ein QM-Dokument handelt.

15224

Die DIN EN 15224 fordert neben einer angemessenen Bewertung und Freigabe der Dokumente durch Personen mit der erforderlichen Kompetenz, auch die Kommunikation über Dokumente zu regeln.

- Wie erfährt der Mitarbeiter, dass es ein neues, für seine Arbeit relevantes Dokument gibt?
- Wer ist ansprechbar, falls Fragen und Unklarheiten in Bezug auf Dokumente bestehen?

Die Norm legt nicht fest, in welcher Form, diese Dokumentation erfolgen soll: ob Papier oder elektronisch, erlaubt ist jede Form oder Art eines Mediums, theoretisch möglich wären auch Filme, Podcasts etc. Entscheidend ist, dass die Dokumentation den Anforderungen der Einrichtung gerecht wird und die Mitarbeiter mit der Art der Dokumentation sinnvoll umgehen können.

Hinweise zur Umsetzung

Auch wenn kein dokumentiertes Verfahren zur Dokumentenlenkung mehr gefordert wird, sollte es doch klare Regelungen zur Erstellung und Aktualisierung von Dokumenten geben, zumal sich hieraus auch haftungsrelevante Folgen ergeben können.

Wer ist verantwortlich dafür, wenn ein Dokument Fehler enthält, die zu einem Patientenschaden führen können, wie beispielsweise falsche Angaben zu Dosierungen von Medikamenten?

Daher muss geregelt werden:

- Wer erstellt, prüft und gibt Dokumente frei?
- In welchen Abständen werden Dokumente hinsichtlich ihrer Aktualität überprüft?
- Wie werden Dokumente gekennzeichnet?

Häufig weisen QM-Dokumente in einer Kopf- oder Fußzeile folgende Informationen auf:

- Name des Dokumentes
- Art des Dokumentes (z. B. Prozessbeschreibung, Verfahrensanweisung, Arbeitsanweisung, Checkliste, Dienstanweisung, Formular)
- Anwendungsbereich
- Name des/der Ersteller und Erstellungsdatum
- Name des/der Prüfer und Prüfdatum
- Name des/der Freigebenden und Freigabedatum
- Versions- oder Revisionsnummer

Waren vor einigen Jahren noch Papierhandbücher und Papierdokumente Stand der Technik, werden heute elektronische Dokumentenlenkungssysteme eingesetzt. Ein automatisierter Workflow regelt, wer Dokumente erstellen darf, durch wen Prüfung und Freigabe erfolgen. Durch ein Archivierungssystem ist zudem die Rückverfolgbarkeit und Aufbewahrung der Dokumente gemäß den gesetzlichen und einrichtungsinternen Regelungen gewährleistet.

Viele Dokumentenlenkungssysteme informieren darüber hinaus auch die Nutzer der Dokumente über Aktualisierungen und ermöglichen eine elektronische Kenntnisnahme. Auf diese Weise werden die gern genutzten Unterschriftenlisten zur Kenntnisnahme ersetzt.

15224

Was sind QM-Dokumente im Sinne der DIN EN 15224?

Grundsätzlich sind dies alle intern und extern erzeugten Dokumente, die für die Prozesse, deren Steuerung und Durchführung, von Bedeutung sind, wie

- Klinische Leitlinien
- Pflegepläne
- Anweisungen
- Protokolle

- Verzeichnisse
- Formblätter
- Checklisten

Nachweise

- Verfahrensanweisung zur Erstellung, Prüfung und Freigabe von Dokumenten
- Dokumentationssystem

Fragen zur Selbstüberprüfung

7.5.2.1 Wie werden Dokumentenerstellung und Aktualisierung regelt?
7.5.2.2 Wie wird sichergestellt, dass QM-Dokumente in angemessener Form und Kennzeichnung vorliegen?

15224

7.5.2.3 Wie wird sichergestellt, dass Erstellung, Prüfung und Freigabe von Dokumenten durch Personen mit entsprechenden Kompetenzen erfolgt?
7.5.2.4 Wie werden neue oder aktualisierte QM-Dokumente kommuniziert?

7.5.3 Lenkung dokumentierter Informationen

7.5.3.1 Die für das Qualitätsmanagementsystem erforderliche und von dieser Norm geforderte dokumentierte Information muss gelenkt werden, um sicherzustellen, dass sie

a) verfügbar und für die Verwendung an dem Ort und zu der Zeit geeignet ist, an dem bzw. zu der sie benötigt wird;
b) angemessen geschützt wird (z. B. vor Verlust der Vertraulichkeit, unsachgemäßen Gebrauch oder Verlust der Integrität).

7.5.3.2 Zur Lenkung dokumentierter Informationen muss die Organisation, falls zutreffend, folgende Tätigkeiten berücksichtigen:

a) Verteilung, Zugriff, Auffindung und Verwendung;
b) Ablage/Speicherung und Erhaltung, einschließlich Erhaltung der Lesbarkeit;
c) Überwachung von Änderungen (z. B. Versionskontrolle);
d) Aufbewahrung und Verfügung über den weiteren Verbleib.

[Die Organisation muss über einen systematischen Ansatz zur Verhinderung des Zugangs nicht berechtigter Personen zu persönlichen Gesundheitsinformationen verfügen.]

Dokumentierte Information externer Herkunft, die von der Organisation als notwendig für Planung und Betrieb des Qualitätsmanagementsystems bestimmt wurde, muss angemessen gekennzeichnet und gelenkt werden.

Dokumentierte Information, die als Nachweis der Konformität aufbewahrt wird, muss vor unbeabsichtigten Änderungen geschützt werden.

[Beispiele für die Notwendigkeit der Steuerung verschiedener Arten patientenbezogener Information umfassen gesetzliche und behördliche Anforderungen (wie die Aufrechterhaltung von und den Umgang mit Patientenakten) oder solche mit Bezug auf den Rechtsschutz und den Schutz der Öffentlichkeit bei einem zwangsweise angeordneten Krankenhausaufenthalt.]

Wie bereits in der Vorgängerversion der Norm wird eine Dokumentenlenkung gefordert. Diese muss sicherstellen, dass die Verfügbarkeit und der Schutz von Dokumenten gewährleistet werden.

Im klinischen Alltag ist es von besonderer Bedeutung, dass die Dokumente am Ort ihres Gebrauchs verfügbar sind. Dabei ist auch zu überlegen, in welcher Form diese zur Verfügung gestellt werden. Nicht immer ist eine rein elektronische Lösung dabei die sinnvollste.

Beispiel

Ein EDV-Ausfallkonzept, welches nur elektronisch verfügbar ist, wird im Falle es Ausfalls der IT-Infrastruktur wenig nützlich sein.

Hinweise zur Umsetzung

Im Rahmen der Dokumentenlenkung muss daher geregelt werden

- wie und in welcher Form Dokumente verteilt werden,
- wie Zugriffsrechte geregelt werden,
- wie das Auffinden der Dokumente sichergestellt wird,
- wie Ablage und Speicherung von Dokumenten unter Beachtung datenschutzrechtlicher Bestimmungen und unter Sicherstellung der Integrität erfolgen,
- wie ein unbeabsichtigtes Verändern von Dokumenten verhindert wird,
- wie Archivierung und Archivierungszeiten regelt sind und
- wie eine ordnungsgemäße Vernichtung erfolgt.

Dokumentenlenkung gilt dabei auch für solche Dokumente externer Herkunft.

Die Anforderungen beziehen sich auf alle Vorgabe-, wie auch Nachweisdokumente. Hierbei handelt es sich auch um die patientenbezogene Dokumentation. Bei Gesundheitsdaten handelt es sich im Sinne des Datenschutzes um besonders schützenswerte Daten, für deren Nutzung und Schutz besondere Anforderungen gelten. Daher fordert die DIN EN 15224 auch einen systematischen Ansatz zur Verhinderung eines unberechtigten Zugangs zu persönlichen Gesundheitsinformationen.

Während es für QM-Vorgabe-Dokumente keine Vorschriften hinsichtlich der Archivierungszeiten gibt, sind diese für behandlungsbezogenen Dokumente klar geregelt.

So fordert § 630f Abs. 3 BGB, dass der Behandelnde die Patientenakte 10 Jahre nach Abschluss der Behandlung aufzubewahren hat, sofern nicht aufgrund anderer Vorschriften andere Aufbewahrungsfristen gelten. Aus Beweissicherungsgründen und einer zivilrechtlichen Verjährungsfrist von 30 Jahren wird jedoch inzwischen von vielen eine Aufbewahrungsfrist von 30 Jahren empfohlen, zumal sich auch aus anderen Vorschriften längere Aufbewahrungsfristen ergeben. So fordert § 15 des Transplantationsgesetzes Transplantationsunterlagen mindestens 30 Jahre aufzubewahren, ebenso § 14 Abs. 3 des Transfusionsgesetzes Unterlagen hinsichtlich der Anwendung von Blutprodukten.

Sinnvoll ist es auch, eine Regelung zur Behandlungsdokumentation zu erlassen, um auch hier den rechtlichen Anforderungen zu genügen.

Die Dokumentation medizinischer Leistungserbringung spielt nicht nur im Rahmen der Erfüllung von Normenvorschriften eine wichtige Rolle. Nicht vergessen sollte man

- rechtliche (insbesondere § 630 f BGB Dokumentation der Behandlung und &§ 630 g BGB Einsichtnahme in die Patientenakte),
- abrechnungstechnische (insbesondere im Hinblick auf Kodierungen und deren Nachvollziehbarkeit z. B. durch den MDK – Medizinischer Dienst der Krankenkassen) und
- berufsrechtliche Anforderungen.

15224

In den Anmerkungen weist die DIN EN 15224 darauf hin, dass sichergestellt werden muss, dass alle in den Behandlungs- und Versorgungsprozess involvierten Personen, Mitarbeiter und externe Anbieter Zugriff auf die für sie relevanten Informationen haben müssen, beispielsweise Patientenakten, Leitlinien, Checklisten, Arbeitsanweisungen.

Zudem sollen alle Informationen mit Auswirkung auf die Behandlung des Patienten in der Gesundheitsakte enthalten sein. In Deutschland ist dies durch Anforderungen des BGB § 630 f Dokumentation der Behandlung Absatz 2, ohnehin gesetzlich gefordert.[29]

---

[29] BGB § 630 f Absatz 2: Der Behandelnde ist verpflichtet, in der Patientenakte sämtliche aus fachlicher Sicht für die derzeitige und künftige Behandlung wesentlichen Maßnahmen und deren Ergebnisse aufzuzeichnen, insbesondere die Anamnese, Diagnosen, Untersuchungen, Untersuchungsergebnisse, Befunde, Therapien und ihre Wirkungen, Eingriffe und ihre Wirkungen, Einwilligungen und Aufklärungen. Arztbriefe sind in die Patientenakte aufzunehmen.

Es geht **nicht** darum, immer mehr zu dokumentieren, sondern intelligente Lösungen zur Dokumentation zu erarbeiten, die die verschiedenen, oben genannten Anforderungen an eine Dokumentation berücksichtigen.

Daher sollte auf keinen Fall für das Qualitätsmanagement eine neue, weitere Dokumentation geschaffen werden, sondern die bestehenden Dokumentationsformen überdacht und an die geforderten Kriterien zur Dokumentation angepasst werden.

Nachweise

- Regelungen zur Dokumentenlenkung (u. a. Behandlungs- und Pflegedokumentation, Arztbriefschreibung, Umgang mit QM-Dokumenten)
- EDV Berechtigungskonzept
- Regelungen zur Archivierung
- Regelungen zum Datenschutz
- Patientenakten
- Verzeichnisse von Qualitätsindikatoren

Fragen zur Selbstüberprüfung

7.5.3.1.1 Wie erfolgt die Lenkung interner und externer Dokumente und Aufzeichnungen?
7.5.3.1.2 Wie werden Verfügbarkeit und Schutz von Dokumenten sichergestellt?
7.5.3.2.1 Wie werden im Rahmen der Lenkung Verteilung, Zugriff, Auffindung, Verwendung, Ablage, Speicherung, Überwachung von Änderungen, Aufbewahrung und Verfügung geregelt?

15224

7.5.3.2.2 Wie wird im Rahmen der Dokumentenlenkung die Einhaltung gesetzlicher Anforderungen (z. B. Datenschutz) gewährleistet?
7.5.3.2.3 Wie wird sichergestellt, dass Belegschaft und externe Anbieter Zugang zu relevanten Informationen haben, die im Rahmen der Leistungserbringung benötigt werden?
7.5.3.2.4 Wie wird sichergestellt, dass alle für die derzeitige und künftige Behandlung wesentlichen Maßnahmen und Ergebnisse, sowie Arztbriefe, Bestandteil der Patientenakte sind?

8 Betrieb

Mit diesem Kapitel befinden wir uns im Bereich »Do-Umsetzung« des PDCA Zyklus.

In diesem Teil der Norm finden sich die Anforderungen im Hinblick auf die Leistungserbringung – von der Planung und Steuerung der hierzu erforderlichen Prozesse, Entwicklung neuer Leistungen, Steuerung externer Prozesse, Produkte und Dienstleistungen, Durchführung der Leistungsprozesse bis hin zum Umgang mit Fehlern. Insbesondere die Anforderungen im Umgang mit externen Produkten, Prozessen und Dienstleistungen beinhalten neue Aspekte.

8.1 Betriebliche Planung und Steuerung

Die Organisation muss die Prozesse zur Erfüllung der Anforderungen an die Bereitstellung von Produkten und Dienstleistungen, und zur Durchführung der in Abschnitt 6 bestimmten Maßnahmen planen, verwirklichen und steuern (siehe 4.4), indem sie:

a) die Anforderungen an die Produkte und Dienstleistungen bestimmt, [unter Berücksichtigung der relevanten Qualitätsaspekte];
b) Kriterien festlegt für:
   1. die Prozesse;
   2. die Annahme von Produkten und Dienstleistungen [unter Berücksichtigung der Qualitätsanforderungen];
c) die Ressourcen bestimmt, die benötigt werden, um die Konformität mit den Produkt- und Dienstleistungsanforderungen zu erreichen;
d) die Steuerung der Prozesse in Übereinstimmung mit den Kriterien durchführt;
e) in erforderlichem Umfang dokumentierte Informationen bestimmt, aufrechterhält und aufbewahrt;
   1. so dass darauf vertraut werden kann, dass die Prozesse wie geplant durchgeführt wurden;
   2. um die Konformität von Produkten und Dienstleistungen mit ihren Anforderungen nachzuweisen:

f) [Risiken und Chancen bewertet, um angemessene klinische und andere Prozesse unter Berücksichtigung der Ergebnisse hinsichtlich der relevanten Qualitätsanforderungen zu gestalten.]

Das Ergebnis dieser Planung muss für die Betriebsabläufe der Organisation geeignet sein. Die Organisation muss geplante Änderungen überwachen sowie die Folgen unbeabsichtigter Änderungen beurteilen und, falls notwendig, Maßnahmen ergreifen, um nachteilige Auswirkungen zu vermindern. Die Organisation muss sicherstellen, dass ausgegliederte [klinische und andere] Prozesse gesteuert werden (siehe 8.4).

Im Rahmen eines Qualitätsmanagements ist die Organisation aufgefordert, ihre Leistungsprozesse zu planen und zu steuern. Zielsetzung ist hierbei, eine zuverlässige, möglichst fehlerfreie Leistungserbringung, die zu den gewünschten Ergebnissen führt, sicherzustellen

Das Prozessmanagement muss dabei die bereits in Kapitel 4.4 beschriebenen Anforderungen erfüllen, ebenso gilt es, die Maßnahmen im Umgang mit Chancen und Risiken und zur Erreichung der Qualitätsziele zu planen, umzusetzen und zu steuern (▶ Kap. 6.1 und ▶ Kap. 6.2). Dabei müssen zunächst die zu erfüllenden Anforderungen bestimmt und Kriterien für die Bewertung und Steuerung der Prozesse und ihrer Ergebnisse definiert werden.

15224

Die DIN EN 15224 fordert zudem, bei der Festlegung der Kriterien die relevanten Qualitätsaspekte zu berücksichtigen.

Es müssen die für die Prozesse erforderlichen Ressourcen bestimmt werden sowie die zur Prozessdurchführung erforderliche Dokumentation. Die Steuerung der Prozesse muss schließlich entsprechend der zuvor festgelegten Kriterien erfolgen.

15224

Zusätzlich fordert die DIN EN 15224 im Rahmen der Prozessgestaltung Chancen und Risiken zu bewerten.

Auch bei Planungsänderungen, ob beabsichtigt oder nicht, muss gewährleistet sein, dass es nicht zu unerwünschten Folgen kommt.

Die Anforderungen an Planung und Steuerung gelten auch für ausgegliederte Prozesse, also solche Prozesse, die die Organisation nicht selbst durchführt.

8 Betrieb

Hinweise zur Umsetzung

Um dieser Normenforderung gerecht zu werden, muss sich eine Klinik oder Abteilung zunächst überlegen, welche Prozesse zur Patientenversorgung benötigt werden. Im Regelfall sind dies die klinischen Prozesse, wie Patientenaufnahme, Anamnese und Diagnosestellung, diagnostische Prozesse, Behandlungsprozesse, Visite, Entlassung, poststationäre Behandlung oder Verlegung in eine weiterbehandelnde Institution sowie alle zur Patientenversorgung erforderlichen unterstützenden Prozesse.

Eine Hilfestellung zur Identifikation der relevanten Prozesse kann hierbei zunächst die Erstellung einer Prozesslandschaft bieten (▶ Kap. 4.4).

Für jeden Prozess, aber auch für sonstige Maßnahmen im Rahmen des Qualitätsmanagements, gilt es dann Folgendes zu definieren:

- Welche Anforderungen müssen erfüllt werden?
- Welche Ressourcen werden benötigt?
- Welche dokumentierte Informationen (Prozessbeschreibungen, Arbeitsanweisungen, Formulare Checklisten) werden benötigt?
- Wie soll die Dokumentation der Prozessergebnisse erfolgen?
- Welche Chancen und Risiken können im Prozess entstehen und wie soll damit umgegangen werden?
- Auf welche Weise soll der Prozess überwacht und gesteuert werden?

Welche Ziele und Anforderungen definiert werden, bleibt der Einrichtung selbst überlassen. Hier sollte man überlegen, welche Ziele oder Anforderungen praktikabel sind: nach Möglichkeit einfach zu messen oder zu bewerten, ohne zusätzlichen Mehraufwand zu erfassen und dazu geeignet, die Leistung zu verbessern. Allerdings ist man bei der Definition der zu erreichenden Prozess- und Ergebnisqualität nicht vollends frei. Diese muss sich am Stand des Wissens orientieren sowie Vorgaben von Kostenträgern, des Gemeinsamen Bundesausschusses, fachspezifische Zertifizierungsvorgaben (beispielsweise Organkrebszentren, Schlaganfallversorgung) berücksichtigen.

Wie Planung und Steuerung konkret erfolgen, muss die Organisation in einer für ihre Betriebsabläufe geeigneten Form regeln.

15224

Zusätzlich müssen die relevanten Qualitätsaspekte (▶ Kap. 2.1.3) bei der Klärung der Anforderungen und die Festlegung von Kriterien zur Leistungsbewertung berücksichtigt werden. Da die 15224 einen Schwerpunkt auf das Thema Patientensicherheit legt, müssen bei der Gestaltung klinischer Prozesse Risiken und Chancen berücksichtigt werden.

Zu den zu planenden Prozessen zählen laut 15224 beispielsweise

- Klinische Prozesse

- Prävention und Gesundheitsförderung
- Medizinische Untersuchungen und diagnostische Dienstleistungen
- Behandlungen
- Rehabilitation und Langzeitpflege
- Forschung und Ausbildung

Nachweise

- Prozessbeschreibungen und mitgeltende Dokumente
- Maßnahmenpläne

Fragen zur Selbstüberprüfung

8.1.1 Auf welche Weise plant und steuert die Organisation die zur Patientenversorgung oder Erbringung anderer Dienstleistungen erforderlichen Prozesse?
8.1.2 Wie erfolgt die Steuerung ausgegliederter Prozesse?
8.1.3 Werden im Rahmen der Planung geltende Anforderungen und relevante Qualitätsaspekte (15224) berücksichtigt?
8.1.4 Wie wird der erforderliche Ressourcenbedarf zur Leistungserbringung im Rahmen der Planung berücksichtigt?
8.1.5 Werden Kriterien zur Steuerung von Prozessen festgelegt?
8.1.6 Wie wird gewährleistet, dass die erforderliche dokumentierte Information bestimmt, aufrechterhalten und aufbewahrt wird (Vorgabedokumente und Nachweisdokumente)?
8.1.7 Wie wird bei Änderungen sichergestellt, dass diese zu keinen nachteiligen Auswirkungen führen?

15224

8.1.8 Wie werden im Rahmen der Planung Chancen und Risiken berücksichtigt, um sicherzustellen, das klinische und andere Prozesse die relevanten Qualitätsanforderungen erfüllen?

8.2 Anforderungen an Produkte und Dienstleistungen

Bereits im Rahmen der Planung und Steuerung müssen Anforderungen an die zu erbringenden Leistungen bestimmt und berücksichtigt werden. Was dabei konkret zu betrachten und wie hier vorzugehen ist, regelt dieses Normenkapitel.

8.2.1 Kommunikation mit den Kunden

Die Kommunikation mit Kunden muss Folgendes umfassen:

a) Bereitstellung von Informationen über Produkte und Dienstleistungen;
b) Umgang mit Anfragen Verträgen oder Aufträgen, einschließlich Änderungen;
c) Erhalt von Rückmeldungen durch Kunden zu Produkten und Dienstleistungen, einschließlich Kundenreklamationen;
d) Handhabung oder Steuerung von Kundeneigentum;
e) Erstellung spezifischer Anforderungen für Notfallmaßnahmen, sofern zutreffend;
f) [Eingaben von Patientenvertretern/-organisationen;]
g) [Eingaben von anderen interessierten Parteien, einschließlich z. B. Käufern von Dienstleistungen, Versicherungsgesellschaften, Regierungsbehörden, Aufsichtsbehörden und finanzierenden Organisationen;]
h) [Einführung neuer Prozesse;]
i) [Nichtkonformität, einschließlich Beinahe-Schäden, Vorkommnisse und unerwünschte Ereignisse.]

Auf die zentrale Bedeutung des »Kunden« wurde schon an anderer Stelle hingewiesen (▶ Kap. 4.2, ▶ Kap. 5.1.2). Allgemeine Anforderungen zur Kommunikation finden sich bereits in Kapitel 7.4. Hier werden die Anforderungen in Bezug auf die Kommunikation mit dem Kunden konkretisiert.

Einrichtungen des Gesundheitswesens sind aufgefordert, sich über folgende Aspekte Gedanken zu machen und Lösungen zu entwickeln:

1. *Wie informieren wir unsere Kunden (Patienten, zuweisende Ärzte etc.) über unser Leistungsangebot?*

Hinweise zur Umsetzung

- Patienteninformationsblätter, z. B. über das Krankenhaus, Fachabteilungen, Zentren
- Informationen für Angehörige
- Informationen für niedergelassene Ärzte, z. B. über das Leistungsangebot der Klinik, Abteilungen, Zentren
- Regelungen zur Aufklärung über Kosten, Komplikationen, Behandlungsalternativen, Behandlungsdauer (beispielsweise Risikoaufklärung, Sicherungsaufklärung)

2. *Wie erfolgt der Umgang mit Anfragen, Verträgen, Aufträgen und möglichen Änderungen?*

Hinweise zur Umsetzung

- Regelung und Beschreibung von Abläufen zur Bearbeitung telefonischer/schriftlicher Anfragen von Patienten, Zuweisern, Versicherungen unter Be-

achtung möglicher datenschutzrechtlicher Vorgaben (Klärung von Zuständigkeiten)
- Regelung der Terminvergabe (interne und externe)
- Regelungen zur internen Informationsweitergabe

3. *Wie werden Kundenrückmeldungen – Lob und Beschwerden – bearbeitet, erfasst und ausgewertet und ggfs. Maßnahmen daraus abgeleitet?*

Hinweise zur Umsetzung

- Einrichtung eines zentralen oder abteilungsbezogenen Lob- und-Beschwerdemanagements
- Regelungen, wie sich Mitarbeiter bei Patientenbeschwerden zu verhalten haben
- Regelungen, zur systematischen Erfassung und Auswertung von Beschwerden, damit Maßnahmen zur Verbesserung eingeleitet werden können
- Systematische Analyse von Eintragungen in Online-Bewertungsportalen und Regelungen im Umgang mit diesen

4. *Wie erfolgt der Umgang mit Kundeneigentum?*

Unter Kundeneigentum kann zum einen das Patienteneigentum (z. B. persönliche Gegenstände wie Kleidung, Toilettenartikel, aber auch Brille, Zahnprothesen etc.), zum anderen Eigentum von Dienstleistern (z. B. Leihinstrumente), zuweisenden Ärzten (z. B. überlassene Befundunterlagen) verstanden werden ▶ Kap. 8.5.3.

Hinweise zur Umsetzung

Mögliche Regelungen hierzu wären beispielsweise

- Regelungen zum Umgang und Aufbewahrung mit Patienteneigentum und Patientenprobenmaterial (Labor- und Gewebeproben)
- Regelungen zum Umgang mit zur Verfügung gestellten Befundunterlagen, Bildmaterial
- Regelungen zum Umgang mit Leihmaterialen, -instrumenten
- Regelungen zum Umgang mit Materialen (z. B. Geräten) von externen Dienstleistern

5. *Wie werden Notfallmaßnahmen geregelt und kommuniziert?*

Hierbei handelt es sich um eine neue Anforderung. Mögliche Regelungen hierzu wären beispielsweise

- Regelungen zu Verhaltensmaßnahmen in Notfallsituationen-Ansprechpartner und Anlaufstellen

- Regelungen zum Notfall- und Krisenmanagement (z. B. Krankenhauseinsatzplan)

15224

Zusätzlich zu den Forderungen der DIN EN 9001 müssen noch geregelt werden

- der Umgang mit Patientenvertretern bzw. Patientenorganisationen,
- Anforderungen der anderen interessierten Parteien,
- neue Prozesse,
- Kommunikation über sämtliche Nichtkonformitäten wie Beinahe-Schäden, Vorkommnisse und unerwünschte Ereignisse.

Nachweise

- Informationsbroschüren
- Internetauftritt
- Leistungsverzeichnis
- Auswertung von Beschwerden oder anderen Kundenrückmeldungen
- Notfall-Krisenplan
- CIRS Fall-Statistik

Fragen zur Selbstüberprüfung

8.2.1.1 Wie informiert die Organisation über ihre Leistungen und Angebote?
8.2.1.2 Welche Regelungen bestehen zur Patientenaufklärung?
8.2.1.3 Auf welche Weise werden Anfragen, Verträge und Aufträge bearbeitet?
8.2.1.4 Wie erfolgt der Umgang mit Lob oder Beschwerden?
8.2.1.5 Welche Regelungen bestehen zum Umgang mit Patienteneigentum, Leihgeräten, -materialien oder dem Eigentum externer Dienstleister?
8.2.1.6 Welche Regelungen gibt es zum Notfall- und Krisenmanagement?

15224

8.2.1.7 Wie wird die Kommunikation mit Patientenvertretern/-organisationen geregelt?
8.2.1.8 Wie erfolgt die Kommunikation mit anderen relevanten interessierten Parteien?
8.2.1.9 Wie werden Patienten und andere interessierte Parteien über neue Prozesse informiert?
8.2.1.10 Wie werden Fehler, Beinahe-Schäden, Vorkommnisse und unerwünschte Ereignisse kommuniziert?

8.2.2 Bestimmen von Anforderungen für Produkte und Dienstleistungen

Bei der Bestimmung von Anforderungen an die Produkte und Dienstleistungen, die Kunden angeboten werden sollen, muss die Organisation sicherstellen, dass:

a) *die Anforderungen an das Produkt und die Dienstleistung festgelegt sind, einschließlich:*
   1. *jeglicher zutreffender gesetzlicher und behördlicher Anforderungen*
   2. *derjenigen, die von der Organisation als notwendig erachtet werden; [Qualitätsanforderungen bezüglich der nachfolgenden Qualitätsaspekte für die Gesundheitsversorgung müssen berücksichtigt werden:*
      - *angemessene, richtige Versorgung;*
      - *Verfügbarkeit;*
      - *Kontinuität der Versorgung;*
      - *Wirksamkeit;*
      - *Effizienz;*
      - *Gleichheit;*
      - *evidenzbasierte/wissensbasierte Versorgung;*
      - *auf den Patienten, einschließlich der körperlichen, psychologischen und sozialen Unversehrtheit, ausgerichtete Versorgung;*
      - *Patientensicherheit;*
      - *Rechtzeitigkeit/Zugänglichkeit;*
   3. *alle zusätzlichen Anforderungen, die die Organisation als notwendig ansieht, was Anforderungen einschließen darf, die nicht vom Patienten angegeben werden, aber der Qualitätsklasse der von der Organisation angebotenen Dienstleistung entsprechen;*
   4. *alle zusätzlichen Anforderungen basierend auf wissenschaftlichen Nachweisen und klinischem Wissen;*
   5. *Anforderungen von anderen interessierten Parteien, z. B. Käufern von Dienstleistungen, Versicherungsgesellschaften und finanzierenden Organisationen.]*
b) *die Organisation die Zusagen im Hinblick auf die von ihr angebotenen Produkte und Dienstleistungen erfüllen kann.*

Im Rahmen der Leistungsplanung muss die Organisation prüfen, welche gesetzlichen, behördlichen Anforderungen hierbei erfüllt werden müssen sowie die von der Einrichtung selbst festgelegten Anforderungen. Dies können Vorgaben des Trägers sein, wie beispielsweise bei vielen kirchlichen Häusern die Vorgabe besteht, keine Schwangerschaftsabbrüche durchzuführen.

15224

Die DIN EN 15224 fordert darüber hinaus, die aus den Qualitätsaspekten resultierenden Qualitätsanforderungen zu berücksichtigen, sowie Anforderungen aufgrund von wissenschaftlichen Nachweisen und klinischem Wissen, beispielsweise Leitlinien der Fachgesellschaften, Expertenstandards der Pflege, Studienergebnissen. Auch die Anforderungen der relevanten interessierten Parteien, wie Kostenträger, gilt es zu berücksichtigen.

Zielsetzung der Prüfung ist es zu hinterfragen, ob die Einrichtung in der Lage sein wird, diese Anforderungen tatsächlich zu erfüllen.

Hinweise zur Umsetzung

Im Rahmen des Prozessmanagements müssen die auf den Prozess und somit auf die Leistungserbringung wirkenden Anforderungen analysiert werden.

Fragen zur Selbstüberprüfung

8.2.2.1 Auf welche Weise überprüft die Organisation, welche gesetzlichen, behördlichen und organisationsspezifischen Anforderungen im Rahmen der Leistungserbringung zu erfüllen sind?
8.2.2.2 Wie wird sichergestellt, dass die Organisation diese auch tatsächlich erfüllen kann?

15224

8.2.2.3 Wie werden die Qualitätsanforderungen in Bezug auf die Qualitätsaspekte berücksichtigt?
8.2.2.4 Wie wird der Stand des Wissens berücksichtigt?
8.2.2.5 Wie werden die Anforderungen der relevanten interessierten Parteien, beispielsweise Kostenträgern, Kooperationspartnern berücksichtigt?

8.2.3 Überprüfung der Anforderungen für Produkte und Dienstleistungen

8.2.3.1 Die Organisation muss sicherstellen, dass sie die Fähigkeit besitzt, die Anforderungen an die Produkte und Dienstleistungen [der Gesundheitsversorgung], die Kunden angeboten werden, zu erfüllen. Die Organisation muss, bevor sie eine Verpflichtung eingeht, ein Produkt an einen Kunden zu liefern oder eine Dienstleistung für einen Kunden zu erbringen, eine Überprüfung durchführen, [um die erforderliche Qualitätsklasse der Produkte und Dienstleistungen und Ressourcen der Gesundheitsversorgung zu bedenken], die Folgendes einschließt:

a) die vom Kunden festgelegten Anforderungen, einschließlich der Anforderungen hinsichtlich der Lieferung und der Tätigkeiten nach der Lieferung;
b) die vom Kunden nicht angegebenen Anforderungen, die jedoch für den festgelegten oder den beabsichtigten Gebrauch, soweit bekannt, notwendig sind;
c) von der Organisation festgelegte Anforderungen;
d) gesetzliche und behördliche Anforderungen, die für die Produkte und Dienstleistungen zutreffen;

e) Anforderungen im Vertrag oder Auftrag, die sich von den zuvor angegebenen Anforderungen unterscheiden.

Die Organisation muss sicherstellen, dass Anforderungen im Vertrag oder Auftrag, die sich von den zuvor festgelegten unterscheiden, geklärt werden.
Die Kundenanforderungen müssen vor der Annahme von der Organisation bestätigt werden, wenn der Kunde [Patienten oder deren Vertreter, z. B. ein Angehöriger] keine dokumentierte Angabe über seine Anforderungen macht.

8.2.3.2 Sofern zutreffend, muss die Organisation dokumentierte Informationen aufbewahren:

a) über die Ergebnisse der Überprüfung;
b) über jegliche neue Anforderungen an die Produkte und Dienstleistungen.

Grundsätzlich gilt es, nur solche Leistungen anzubieten, die die Einrichtung aufgrund der vorhandenen personellen und apparativen Ausstattung auch tatsächlich zu erfüllen in der Lage ist (Bewertung) oder für die es/sie einen Versorgungsauftrag hat.

> **Beispiel**
>
> Stehen für einen polytraumatisierten Patienten kein Intensivbett, keine OP-Kapazität, kein ausreichend qualifiziertes Personal zur Versorgung des Patienten zur Verfügung, kann keine adäquate Behandlung gewährleistet und somit dieser Patient nicht aufgenommen werden.

> **Beispiel**
>
> Bei Aufnahme eines Patienten findet eine Überprüfung statt, ob mit dem Kostenträger ein Vertragsverhältnis besteht; ein Punkt, der bei den komplexer werdenden Versicherungen, z. T. Zusatzversicherungen oder im Rahmen integrierter Versorgungsverträge, immer bedeutsamer wird.

Weiterhin gilt es zu regeln, wie vertragliche Beziehungen zustandekommen und wie deren Einhaltung sichergestellt wird.

> **Beispiel**
>
> Die Regelung, bei Aufnahme des Patienten zu prüfen, ob das Krankenhaus/die Abteilung zur Erbringung der gewünschten Leistung überhaupt zugelassen/befähigt ist etc.

Nachweise

- Leistungsverzeichnis
- Versorgungsauftrag
- Vertragswesen

Fragen zur Selbstüberprüfung

8.2.3.1 Wie wird überprüft, ob die Organisation in der Lage ist, ihre Leistungen entsprechend den gestellten Anforderungen zu erbringen?

8.2.3.2 Wie wird vor Terminvergabe oder Aufnahme eines Patienten überprüft, ob die Einrichtung die Leistungen erbringen kann?

8.2.3.3 Wie wird vorgegangen, wenn Unterschiede zwischen den Anforderungen im Vertrag/Auftrag und eventuell früher festgelegten Anforderungen auftreten?

8.2.4 Änderungen von Anforderungen an Produkte und Dienstleistungen

Wenn Anforderungen an Produkte und Dienstleistungen Änderungen unterliegen, muss die Organisation sicherstellen, dass relevante dokumentierte Informationen angepasst und die zuständigen Personen auf die geänderten Anforderungen hingewiesen werden.

Während der Leistungserbringung kann es zu Änderungen kommen, beispielsweise können sich Anordnungen aufgrund neuer Diagnosen verändern oder es gelten neue behördliche Anforderungen. Werden diese Änderungen nicht erkannt und bei der Leistungserbringung berücksichtigt, können Fehler und somit Sicherheits- oder Haftungsprobleme entstehen, wenn diese Änderungen nicht klar kommuniziert werden. Häufig erfolgt dies über Änderungen an Dokumenten, beispielsweise neue Prozess- oder Arbeitsanweisungen. Diese müssen wiederum den handelnden Personen bekannt gemacht werden.

Hinweise zur Umsetzung

Prozesse und Arbeitsanweisungen sollten regelmäßig auf Aktualität hin überprüft werden, um sich ändernde Anforderungen zu erkennen und adäquat zu berücksichtigen. Diese Änderungen müssen dann wiederum den Mitarbeitern zur Kenntnis gebracht werden.

Auch während der Patientenversorgung können sich Anforderungen verändern, beispielsweise bei Änderungen an Diagnosen, Therapien. Auch hier müssen verlässliche Regelungen getroffen werden, wie diese Änderungen kommuniziert werden.

Nachweise

- Änderungsdienst von Dokumenten
- Regelungen zur Kommunikation und Informationsweitergabe

Fragen zur Selbstüberprüfung

8.2.4.1 Wie stellt die Organisation sicher, dass geänderte Anforderungen den Mitarbeitern bekannt und Dokumente entsprechend geändert werden?

8.3 Entwicklung von Produkten und Dienstleistungen

Hierbei handelt es sich um einen Teil der Norm, der in Bereichen ausgeschlossen werden darf, in denen keine Entwicklung stattfindet. Können Normenanforderungen nicht angewendet werden, muss dies entsprechend nachvollziehbar begründet werden. Auf dem Zertifikat wird dies nicht sichtbar. Daher sollten die Organisationen, in denen keine Forschungstätigkeit oder Innovation, die den Namen Entwicklung verdient, die Nichtanwendbarkeit dieser Normenanforderung erklären. Dies ist einfacher, als für jedes Audit »krampfhaft« nach stattgefundenen Entwicklungen und deren Nachweisen zu suchen. Universitäre Einrichtungen, die Grundlagenforschung oder klinische Forschung betreiben, müssen diese Normenanforderung jedoch erfüllen (▶ Kap. 4.3.).

8.3.1 Allgemeines

Die Organisation muss einen Entwicklungsprozess erarbeiten, umsetzen und aufrechterhalten, der dafür geeignet ist, die anschließende Produktion und Dienstleistungserbringung sicherzustellen.

[Eine Ausrichtung auf eine patientenorientierte Versorgung unter Anwendung des bestverfügbaren medizinischen Wissens ist eine allgemeine Anforderung für die Entwicklung für die Gesundheitsversorgung.]

Sinn dieser Forderung ist es sicherzustellen, dass alle Entwicklungstätigkeiten systematisch anhand eines Entwicklungsprozesses durchgeführt werden.

Für den medizinischen Bereich kann dieser Entwicklungsprozess beispielsweise die Entwicklung neuer Behandlungsmethoden, neuer Kooperationen zwischen verschiedenen Bereichen (z.B. ambulante/stationäre Versorgung), neuer Diagnoseverfahren, Durchführung klinischer Studien etc. betreffen.

Es muss ein Entwicklungsprozess mit definierten Entwicklungsphasen beschrieben werde. Diese Phasen müssen, z.B. bei klinischen Studien, ohnehin festgelegt werden. Die Ergebnisse der einzelnen Phasen sollen bewertet werden. Für den Entwicklungsprozess und die einzelnen Phasen müssen Befugnisse und Verantwortlichkeiten festgelegt sein.

15224

Im Rahmen der Entwicklung medizinischer Versorgungsprozesse muss dabei auf das bestverfügbare medizinische Wissen zurückgegriffen werden.

Hinweise zur Umsetzung

Die Organisation muss einen Prozess für die Entwicklung neuer Produkte und Dienstleistungen festlegen.

Nachweis

- Entwicklungsprozess
- Formulare zur Dokumentation der Entwicklung

Fragen zur Selbstüberprüfung

8.3.1.1 Wie hat die Organisation ihren Entwicklungsprozess festgelegt, wie wird dieser umgesetzt und aufrechterhalten?

8.3.2 Entwicklungsplanung

Bei der Bestimmung der Schritte[/Phasen] und Steuerungsmaßnahmen für die Entwicklung muss die Organisation Folgendes berücksichtigen:

a) die Art, die Dauer und den Umfang der Entwicklungstätigkeiten;
b) die erforderlichen Prozessschritte [/-phasen], einschließlich zutreffender Überprüfungen der Entwicklung;
c) die erforderlichen Tätigkeiten zur Entwicklungsverifizierung und Entwicklungsvalidierung;
d) die Verantwortlichkeiten und Befugnisse im Zusammenhang mit dem Entwicklungsprozess;
e) den internen und externen Ressourcenbedarf für die Entwicklung von Produkten und Dienstleistungen;
f) die Notwendigkeit, Schnittstellen zwischen Personen, die am Entwicklungsprozess beteiligt sind, zu steuern;
g) die Notwendigkeit, Kunden und Anwender in den Entwicklungsprozess einzubinden;
h) die Anforderungen an die anschließende Produktion und Dienstleistungserbringung;

8.3 Entwicklung von Produkten und Dienstleistungen

i) die Steuerungsebene, die von Kunden und anderen relevanten interessierten Parteien für den Entwicklungsprozess erwartet wird;
j) die benötigten dokumentierten Informationen, um zu bestätigen, dass die Anforderungen an die Entwicklung erfüllt wurden;
k) [Ansätze zur Risikobeurteilung für jeden Schritt/jede Phase der klinischen Prozesse.]

Diese Normenanforderung definiert die konkreten Anforderungen an die Entwicklungsplanung. Es muss im Einzelnen im Entwicklungsprozess geregelt werden:

- Welche Entwicklungstätigkeiten werden mit welchem Umfang über welchen Zeitraum durchgeführt?
- Wie werden die Prozessschritte definiert und überprüft?
- Wie werden Entwicklungstätigkeiten verifiziert und validiert?
- Welche Ressourcen werden für Entwicklungstätigkeiten benötigt?
- Wie wird der Entwicklungsprozess und die Kommunikation an den Schnittstellen gesteuert?
- Wie werden Kunden, Patienten oder andere Betroffene in den Entwicklungsprozess eingebunden?
- Welche Anforderungen ergeben sich für die sich anschließenden Prozesse der Leistungserbringung?
- Wie wird dokumentiert, dass die Anforderungen an die Entwicklung erfüllt werden?

15224

- Wie werden in klinischen Prozessen die einzelnen Entwicklungsschritte hinsichtlich ihres Risikos beurteilt?

Die DIN EN 15224 benennt in ihren Anmerkungen Beispiele, bei denen ein Entwicklungsprozess angewendet werden sollte und zeigt dabei auf, dass das Verständnis, bei welchen Aufgaben es sich um Entwicklungstätigkeiten handelt, über die Anforderungen der DIN EN ISO 9001 hinausgeht. So wird schon das Einbinden neuer und vorhandener Prozesse in ein Qualitätsmanagementsystem oder die Neugestaltung klinischer Prozesse, beispielsweise in Folge unerwünschter Ereignisse, als Entwicklung verstanden, ebenso wie die Anwendung neuer Methoden oder Verfahren, wie Robotertechnik oder Telemedizin. Daher wird ein Ausschluss dieser Normenanforderung für Gesundheitseinrichtungen kaum möglich sein.

Es wird auch noch einmal betont, dass für die Planung von Dienstleistungen der Gesundheitsversorgung die Festlegung, welche Art von gesundheitlichen Problemen die Organisation versorgen will, von besonderer Bedeutung ist.

Hinweise zur Umsetzung

Ein Entwicklungsprozess soll sicherstellen, dass unter Beteiligung verschiedener Bereiche, von den unterschiedlichen Berufsgruppen bis hin zu Kunden ein strukturiertes Vorgehen erfolgt. Werden hierbei die Normenanforderungen berücksichtigt, sind alle wesentlichen Aspekte für ein erfolgreiches Vorgehen bedacht.

15224

Die DIN EN 15224 fordert die Anwendung eines Entwicklungsprozesses schon bei Prozessveränderungen, daher muss hier in jedem Fall ein Prozess beschrieben und angewandt werden.

Im Rahmen der Entwicklungsplanung muss auch festgelegt werden, auf welche Weise die Entwicklungsschritte und -ergebnisse verifiziert bzw. validiert werden sollen.

Im Rahmen der Verifizierung muss dabei überprüft werden, ob der Entwicklungsprozess bzw. das erzielte Ergebnis die vorher definierten Anforderungen erfüllt. Bei der Entwicklungsvalidierung gilt es zu klären, ob das Entwicklungsergebnis dem definierten beabsichtigten Gebrauch bzw. der beabsichtigten Anwendung entspricht.

Nachweise

- Entwicklungs-/Projektpläne
- Mess- und Prüfpläne
- Verifizierungs- und Validierungsvorgaben
- Freigabebestimmungen
- Verantwortlichkeitsmatrix
- Risikoanalysen

Fragen zur Selbstüberprüfung

8.3.2.1 Wie werden im Rahmen der Entwicklungsplanung die folgenden Aspekte berücksichtigt:

- Art, Dauer und Umfang der Entwicklungstätigkeiten?
- Einzelne Prozessschritte oder -phasen?
- Durchzuführende Tätigkeiten im Rahmen der Entwicklungsverifizierung und Entwicklungsvalidierung?
- Verantwortlichkeiten und Befugnisse?
- Erforderlicher Ressourcenbedarf?
- Schnittstellen im Entwicklungsprozess?
- Einbindung von Kunden und Anwendern und deren Anforderungen?

- Anforderungen an die Leistungserbringung?
- Dokumentationsanforderungen?

15224

8.3.2.2 Wie werden in klinischen Prozessen die einzelnen Entwicklungsschritte hinsichtlich ihres Risikos beurteilt?

8.3.3 Entwicklungseingaben

Die Organisation muss die Anforderungen bestimmen, die für die jeweiligen Produkt- und Dienstleistungsarten, die entwickelt werden, von wesentlicher Bedeutung sind. Dabei muss die Organisation Folgendes betrachten:

a) Funktions- und Leistungsanforderungen;
b) aus vorangegangenen vergleichbaren Entwicklungstätigkeiten gewonnene Informationen;
c) gesetzliche und behördliche Anforderungen;
d) Normen, Standards oder Anleitungen für die Praxis, zu deren Umsetzung sich die Organisation verpflichtet hat;
e) mögliche Konsequenzen aus Fehlern aufgrund der Art der Produkte und Dienstleistungen;
f) [Gesundheitsbedarf der Patientenpopulation aus epidemiologischen Daten;
g) ethische Grundsätze und gesellschaftliche Belange;
h) relevante historische Daten und Berichte.]

Eingaben müssen für die Entwicklungszwecke angemessen, vollständig und eindeutig sein. Widersprüchliche Entwicklungseingaben müssen bereinigt werden. Die Organisation muss dokumentierte Informationen über Entwicklungseingaben aufbewahren.

Wenn die Entwicklung eines neuen Produktes oder einer neuen Dienstleistung erfolgen soll, muss zunächst geklärt werden, welche Anforderungen diese erfüllen soll, dabei müssen gesetzliche und behördliche Anforderungen, Anforderungen von Normen oder Standards sowie der Stand des Wissens berücksichtigt werden. Auch sollen Erkenntnisse aus vorherigen Entwicklungen in die Definition der Anforderungen einfließen.

15224

Die DIN EN 15224 fordert zusätzlich, bei der Entwicklung neuer Leistungen die Gesundheitsbedarfe der Bevölkerung und relevante historische Daten zu berücksichtigen. Auch werden Überlegungen zu ethischen Grundsätzen und gesellschaftlichen Belangen erwartet.

8 Betrieb

Hinweise zur Umsetzung

Bei der Anwendung des Entwicklungsprozesses müssen die Anforderungen an Entwicklungseingaben berücksichtigt werden. Sie bilden die Grundlage für die Entwicklungsvalidierung und -verifizierung. Daher müssen diese Anforderungen angemessen, vollständig und eindeutig sein. Eine entsprechende Dokumentation muss vorliegen.

Nachweise

- Pflichtenheft
- Aufgabenstellung
- Ergebnisberichte aus vorherigen Entwicklungen gleicher Art
- Auswertungen zu Bedarfen, gesetzlichen und behördlichen Anforderungen
- Risikoanalysen

Fragen zur Selbstüberprüfung

8.3.3.1 Wie werden bei der Entwicklung eines Produktes/einer Dienstleistung die Anforderungen an Entwicklungseingaben, wie Leistungsanforderungen, gesetzliche und behördliche Anforderungen, Erkenntnisse aus vorangegangenen Entwicklungen, Fehlermöglichkeiten berücksichtigt?

15224

8.3.3.2 Wie werden der Entwicklung neuer Leistungen Gesundheitsbedarfe der Bevölkerung, historische Informationen, sowie ethische Grundsätze und gesellschaftliche Belange berücksichtigt?

8.3.4 Steuerungsmaßnahmen für die Entwicklung

Die Organisation muss Steuerungsmaßnahmen für den Entwicklungsprozess anwenden, um sicherzustellen, dass:

a) die zu erzielenden Ergebnisse definiert sind;
b) Überprüfungen durchgeführt werden, um zu bewerten, ob die Ergebnisse der Entwicklung die Anforderungen erfüllen, [einschließlich ethischer Belange];
c) Verifizierungstätigkeiten durchgeführt werden, um sicherzustellen, dass die Entwicklungsergebnisse die in den Entwicklungseingaben enthaltenen Anforderungen erfüllen;
d) Validierungstätigkeiten durchgeführt werde, um sicherzustellen, dass die resultierenden Produkte und Dienstleistungen [der Gesundheitsversorgung in der klinischen Praxis] die Anforderungen erfüllen, die sich aus der vorgesehenen Anwendung oder dem beabsichtigten Gebrauch ergeben;

e) jegliche notwendige Maßnahmen zu Problemen eingeleitet werden, die während der Überprüfungen, oder Verifizierungs- und Validierungstätigkeiten bestimmt wurden;
f) dokumentierte Informationen über diese Tätigkeiten aufbewahrt werden.

Damit der Entwicklungsprozess koordiniert und strukturiert erfolgt, fordert die Norm, Steuerungsmaßnahmen zu planen und durchzuführen. Es muss in geeigneten Abständen das Voranschreiten bewertet werden, damit Probleme erkannt und ggf. Korrekturen vorgenommen werden können. Grundlage der Bewertung sind die definierten zu erzielenden Ergebnisse.

Es müssen Verifizierungstätigkeiten durchgeführt werden, die überprüfen, ob die Entwicklungsergebnisse (Ist-Zustand) mit den Entwicklungseingaben (Soll-Zustand) übereinstimmen.

Im Rahmen von Validierungstätigkeiten wird wiederum geprüft, ob das entwickelte Produkt/die Dienstleistung in der Lage ist, die Leistungsanforderungen hinsichtlich der vorgesehenen Anwendung oder des beabsichtigten Gebrauchs auch tatsächlich zu erfüllen.

Werden im Rahmen der Entwicklungsverifizierung oder -validierung Probleme identifiziert, müssen entsprechende Maßnahmen eingeleitet werden.

Für die erfolgten Prüftätigkeiten und Maßnahmen muss eine Nachweisführung erfolgen.

Hinweise zur Umsetzung

Bei der Anwendung des Entwicklungsprozesses müssen die Anforderungen an Steuerungsmaßnahmen, wie Prüftätigkeiten, Entwicklungsverifizierung und -validierung berücksichtigt werden. Es muss festgelegt werden, wer entscheidet, ob Maßnahmen erforderlich sind und ob eine Änderung am Entwicklungsprozess erforderlich ist.

Nachweise

- Prüfprotokolle und -berichte
- Entwicklungszwischen, -abschlussberichte
- Prüfpläne mit Verifizierungs- und Validierungsvorgaben
- Test-/Simulationsberichte
- Freigabeberichte

Fragen zur Selbstüberprüfung

8.3.4.1 Welche Steuerungsmaßnahmen (Überprüfung, Verifizierung, Validierung) werden im Rahmen der Entwicklung neuer Produkte und Dienstleistungen durchgeführt?

8.3.4.2 Welche Maßnahmen erfolgen bei festgestellten Problemen im Entwicklungsprozess?

8.3.5 Entwicklungsergebnisse

Die Organisation muss sicherstellen, dass die Entwicklungsergebnisse:

a) die in den Entwicklungseingaben enthaltenen Anforderungen erfüllen;
b) für die sich anschließenden Prozesse zur Bereitstellung von Produkten und Dienstleistungen geeignet sind;
c) Anforderungen an die Überwachung und Dienstleistungen festlegen, die für deren vorgesehenen Zweck und deren sichere und ordnungsgemäße Bereitstellung von wesentlicher Bedeutung sind [basierend auf den Ergebnissen der klinischen Risikoanalyse].

Die Organisation muss dokumentierte Informationen zu Entwicklungsergebnissen aufbewahren.

Am Ende des Entwicklungsprozesses muss geprüft werden, ob die Entwicklungsergebnisse die in die Entwicklungsplanung eingeflossenen Anforderungen erfüllen und ob sich diese in den sich anschließenden Prozessen der Herstellung oder Leistungserbringung umsetzen lassen. Das entwickelte Produkt oder die Leistung muss den vorgesehenen Zweck sicher erfüllen.

Hinweise zur Umsetzung

Während und am Ende des Entwicklungsprozesses müssen folgende Fragen beantwortet werden:

- Werden die in den Entwicklungseingaben enthaltenen Anforderungen erfüllt?
  (beispielsweise: Erfüllt das neue Verfahren, der neue Prozess die Qualitätsanforderungen?)
- Eignet sich die Entwicklung für sich anschließende Prozesse?
  (beispielsweise: Lässt sich das neue Verfahren, der neue Prozess in der Routine durchführen?)
- Welche Überwachungs- und Messungen sind erforderlich?
  (beispielsweise: Wie lässt sich überprüfen, dass das neue Verfahren, der neue Prozess die Qualitätsanforderungen erfüllt?)
- Was ist der vorgesehene Zweck des entwickelten Produktes/ der Dienstleistung?
  (beispielsweise: Was sind die Ziele des neuen Verfahrens, des neuen Prozesses?)

Nachweise

- Prüfaufzeichnungen für Verifizierung und Validierung
- Freigabedokumente

Fragen zur Selbstüberprüfung

8.3.5.1 Auf welche Weise werden während und am Ende des Entwicklungsprozesses die Entwicklungsergebnisse bewertet?
8.3.5.2 Wie werden im Rahmen der Entwicklungsbewertung berücksichtigt:

- Erfüllung der in den Entwicklungseingaben enthaltenen Anforderungen
- Eignung für die sich anschließenden Prozesse
- Anforderungen an Überwachung und Messung
- Festgelegter Zweck?

8.3.6 Entwicklungsänderungen

Die Organisation muss Änderungen, die während oder nach der Entwicklung von Produkten und Dienstleistungen vorgenommen werden, in dem Umfang ermitteln, überprüfen und steuern, der sicherstellt, dass daraus keine nachteilige Auswirkung auf die Konformität mit den Anforderungen entsteht. Die Organisation muss dokumentierte Informationen aufbewahren zu:

a) den Entwicklungsänderungen;
b) den Ergebnissen von Überprüfungen;
c) der Autorisierung der Änderungen;
d) den eingeleiteten Maßnahmen zur Vorbeugung nachteiliger Auswirkungen.

Während oder nach einem Entwicklungsprozess kann es erforderlich werden, Änderungen am Prozess oder am Ergebnis vorzunehmen. Hierbei muss sichergestellt werden, dass keine Beeinträchtigung im Hinblick auf die zuvor definierten Anforderungen eintreten.

> **Beispiel**
>
> Es wird ein Kooperationsprojekt zur Verbesserung der Zusammenarbeit zwischen dem Krankenhaus und den niedergelassenen Ärzten entwickelt. Eine wesentliche Zielsetzung ist hierbei, eine datenschutzkonforme elektronische Befundübermittlung zur schnellen Informationsweitergabe einzuführen. Im Rahmen der Pilotphase stellt sich heraus, dass die eingesetzte Software nicht geeignet ist und Störungen auftreten. Es wird eine andere Software implementiert (Entwicklungsänderung). Es wird erneut getestet, ob diese nun die definierten Anforderungen sicher und zuverlässig erfüllt. Vorgenommene Änderungen und Ergebnisse werden dokumentiert.

8 Betrieb

Hinweise zur Umsetzung

Damit Änderungen während eines Entwicklungsprojektes nicht willkürlich erfolgen, müssen hierzu klare Regelungen vorliegen, in welchen Fällen diese durch wen vorgenommen werden dürfen. Dabei muss sichergestellt werden, dass die definierten Anforderungen weiterhin erfüllt werden. Damit vorgenommene Änderungen und deren Ergebnisse nachvollziehbar sind, muss hierzu eine entsprechende Dokumentation geführt werden.

Nachweise

- Regelungen zu Änderungen im Entwicklungsprozess
- Prüfnachweise zur Verifizierung und Validierung nach Änderungen

Fragen zur Selbstüberprüfung

8.3.6.1 Wie regelt die Organisation Änderungen im Entwicklungsprozess?
8.3.6.2 Wie wird bei Entwicklungsänderungen sichergestellt, dass hieraus keine nachteilige Wirkung auf die Konformität mit den Anforderungen entsteht?
8.3.6.3 Wer darf Entwicklungsänderungen durchführen?
8.3.6.4 Wie werden Entwicklungsänderungen, Ergebnissen von Überprüfungen und Autorisierung der Änderungen dokumentiert?

8.4 Steuerung von extern bereitgestellten Prozessen, Produkten und Dienstleistungen der Gesundheitsversorgung

In der Vorgängerversion der DIN EN ISO 9001 hieß dieses Kapitel noch »Beschaffung«. Doch da sich die Art und Weise, wie Organisationen zusammenwirken, in den letzten Jahren grundlegend verändert haben, wurde das Kapitel erweitert. Es geht jetzt nicht »nur« um die Beschaffung von Produkten, sondern auch um Prozesse oder Dienstleistungen, die von Dritten im Namen oder im Auftrag der Einrichtung erbracht werden. Da es im Hinblick auf die Qualität der Leistungen keinen Unterschied machen darf, ob Prozesse oder Leistungen von der Organisation selbst oder durch Dritte erbracht werden, wurden die Anforderungen zu deren Steuerung hier ausgeweitet und präzisiert.

8.4 Steuerung von extern bereitgestellten Prozessen, Produkten und Dienstleistungen

8.4.1 Allgemeines

Die Organisation muss sicherstellen, dass extern bereitgestellte Prozesse, Produkte und Dienstleistungen [der Gesundheitsversorgung] den Anforderungen entsprechen. Die Organisation muss Steuerungsmaßnahmen bestimmen, die für extern bereitgestellte Prozesse, Produkte und Dienstleistungen [der Gesundheitsversorgung] durchzuführen sind, wenn:

a) Produkte und Dienstleistungen von externen Anbietern für die Integration in die organisationseigenen Produkte und Dienstleistungen vorgesehen sind;
b) Produkte und Dienstleistungen den Kunden direkt durch externe Anbieter im Auftrag der Organisation bereitgestellt werden;
c) ein Prozess oder ein Teilprozess infolge einer Entscheidung durch die Organisation von einem externen Anbieter bereitgestellt wird.

Die Organisation muss Kriterien für die Beurteilung, Auswahl, Leistungsüberwachung und Neubeurteilung externer Anbieter bestimmen und anwenden, die auf deren Fähigkeit beruhen, Prozesse oder Produkte und Dienstleistungen in Übereinstimmung mit den Anforderungen bereitzustellen. Die Organisation muss dokumentierte Informationen zu diesen Tätigkeiten und über jegliche notwendigen Maßnahmen aus den Bewertungen aufbewahren.

[Wenn sich eine Organisation entscheidet einen Prozess auszulagern, der die Konformität der Produkte und Dienstleistungen mit den Qualitätsanforderungen beeinflusst, muss die Organisation die Steuerung dieser Prozesse sicherstellen. Die Art und der Umfang der Steuerung dieser ausgegliederten Prozesse müssen Ergebnisse der Risikoanalysen (wo zutreffend) berücksichtigen und müssen innerhalb Qualitätsmanagements festgelegt sein.

Steuerungsmaßnahmen müssen auch für externe und unter Vertrag genommene Personen gelten, die zu den Prozessen beitragen.]

Die Norm fordert, dass Produkte, Prozesse oder Dienstleistungen, die von Dritten für eine Organisation bereitgestellt oder durchgeführt werden, so erbracht werden müssen, dass gesetzliche Anforderungen und die Anforderungen der Organisation sicher erfüllt werden. Es liegt in der Verantwortung der Organisation, durch entsprechende Steuerungsmaßnahmen, Kontrollen und Prüfungen sicherzustellen, dass dies gewährleistet ist.

Weiterhin gilt es, Festlegungen zu treffen, nach denen Lieferanten und Dienstleister ausgewählt und wie deren Leistungen überwacht werden sollen. Lieferanten- und Dienstleisterauswahl sowie deren Bewertung müssen nachvollziehbar durchgeführt und dokumentiert werden.

15224

Die DIN EN 15224 präzisiert diese Anforderungen weiter, indem sie fordert, einen ausgelagerten Prozess, also einen Prozess, den die Einrichtung nicht selbst durchführt, der aber für die Qualität der Patientenversorgung bedeutsam ist, zu steuern. Wie umfangreich diese Steuerungstätigkeiten wiederum erfolgen müssen, ist in Abhängigkeit von den in der Risikoanalyse festgestellten Risiken festzulegen. Nicht jeder Prozess, nicht jede Tätigkeit hat im Hinblick auf die Qualität und Patientensicherheit die gleiche Bedeutung, daher müssen die Steuerungstätigkeiten risikobasiert erfolgen. Die Prüf- und Überwachungsprozesse wiederum sind Teil des Qualitätsmanagements. Dies gilt auch für externe Personen, wie Honorarkräfte und Leiharbeitskräfte und für von Dienstleistern in den Prozessen eingesetztes Personal.

Hinweise zur Umsetzung

Zunächst einmal gilt es zu klären, wie das Beschaffungswesen regelt ist. Dies betrifft nicht zur Produkte, sondern auch ausgelagerte Prozesse und Dienstleistungen. Durch eine zunehmende Auslagerung von Leistungen, aber auch neue Kooperationsformen hat die Komplexität der Leistungserbringung zugenommen und die damit einhergehenden Risiken. Waren früher primär unterstützende Prozesse und Leistungen ausgelagert, wie Reinigung, Wäsche- und Sterilgutversorgung, betrifft dies neuerdings auch solche, die unmittelbar am Patienten wirken, wie Ernährungs- oder Physiotherapie, Radiologie, Pathologie, Labordiagnostik bis hin zur Anästhesie.

In Zeiten des Fachkräftemangels oder bei Personalengpässen werden zunehmend Honorar- und Leiharbeitskräfte eingesetzt. Nun darf es in Bezug auf die Qualität und die Sicherheit in der Patientenversorgung keinen Unterschied machen, ob die Versorgung durch festangestellte oder externe Personen erfolgt. Dies muss die Einrichtung mit einem geeigneten Auswahlverfahren, aber auch durch entsprechende Überprüfungen sicherstellen, wie beispielsweise Prozessaudits.

Was muss geregelt werden?

- Beschaffungsprozess
- Festlegung von Kriterien zur Auswahl und Bewertung von Dienstleistern und Lieferanten
- Prozess zur Dienstleister-/Lieferantenbewertung
- Festlegung von Kriterien und Methoden zur Überwachung von externen Prozessen und Leistungen

15224

- Erstellen von Risikoanalysen für ausgelagerte Prozesse

Für den Bereich der Beschaffung fordert die DIN EN 15224 insbesondere den Einkauf von Medizinprodukten und Verbrauchsmaterialien zu regeln.

Der Beschaffungsprozess kann nicht nur für externe Dienstleistungen, sondern auch für interne Dienstleistungen, die von einer Abteilung für eine andere erbracht werden, angewandt werden.

8.4 Steuerung von extern bereitgestellten Prozessen, Produkten und Dienstleistungen

Nachweise

- Beschaffungsprozess
- Kriterien zur Auswahl von Lieferanten und Dienstleistern
- Qualitätsvereinbarungen
- Bewertung von Lieferanten- und Dienstleistern
- Qualifikationsnachweise von externen Personen
- Zertifikate von Lieferanten und Dienstleistern
- Nachweise von Audits bei Lieferanten und Dienstleistern

Fragen zur Selbstüberprüfung

8.4.1.1 Wie stellt die Organisation sicher, dass extern bereitgestellte Prozesse, Produkte und Dienstleistungen gesetzlichen und den Anforderungen der Organisation entsprechen?
8.4.1.2 Welche Steuerungsmaßnahmen werden zur Überwachung von externen Prozessen, Produkten und Dienstleistungen durchgeführt?
8.4.1.3 Wie erfolgen Auswahl und Bewertung von Lieferanten und externen Dienstleistern?
8.4.1.4 Welche dokumentierten Nachweise zur Auswahl, Bewertung und Überwachung von Lieferanten und externen Dienstleistern werden geführt?

15224

8.4.1.5 Werden für ausgelagerte Prozesse Risikoanalysen durchgeführt?
8.4.1.6 Werden die Steuerungsmaßnahmen für ausgelagerte Prozesse risikobasiert geplant und durchgeführt?

8.4.2 Art und Umfang der Steuerung

Die Organisation muss sicherstellen, dass extern bereitgestellte Prozesse, Produkte und Dienstleistungen die Fähigkeit der Organisation, ihren Kunden beständig konforme Produkte und Dienstleistungen zu liefern, nicht nachteilig beeinflussen.

Die Organisation muss:

a) sicherstellen, dass extern bereitgestellte Prozesse unter der Steuerung ihres Qualitätsmanagementsystems verbleiben;
b) sowohl die Maßnahmen zur Steuerung festlegen, die sie beabsichtigt für einen externen Anbieter anzuwenden, als auch die Maßnahmen zur Steuerung, die sich beabsichtigt für die Ergebnisse anzuwenden;
c) berücksichtigen:
  1. die potentiellen Auswirkungen der extern bereitgestellten Prozesse, Produkte und Dienstleistungen auf die Fähigkeit der Organisation beständig

> die Kundenanforderungen sowie zutreffende gesetzliche und behördliche Anforderungen zu erfüllen;
> 2. die Wirksamkeit der durch den externen Anbieter angewendeten Maßnahmen zur Steuerung;
> d) die Verifizierung bzw. andere Tätigkeiten bestimmen, die notwendig sind, um sicherzustellen, dass die extern bereitgestellten Prozesse, Produkte und Dienstleistungen die Anforderungen erfüllen.

Die konkreten Anforderungen an die Art und den Umfang der durchzuführenden Kontroll- und Prüftätigkeiten werden in diesem Normenabschnitt dargelegt. Es wird nochmals betont, dass alle externen Prozesse in der Verantwortung der Organisation liegen und Teil des Qualitätsmanagementsystems sind.

Daher muss die Einrichtung die Aktivitäten zur Steuerung festlegen und welche Konsequenzen aus den Ergebnissen dieser abgeleitet werden.

Nun sind nicht alle externen Leistungen von gleicher Bedeutung für die Einrichtung, daher müssen sich die Aktivitäten zur Steuerung daran orientieren, welche möglichen Auswirkungen diese externen Leistungen auf die Leistungsfähigkeit der Einrichtung haben.

Auch gilt es zu berücksichtigen, welche Maßnahmen zur Qualitätssicherung bereits durch den externen Anbieter erfolgen und wie wirksam diese sind.

Beispiel

Ein Krankenhaus setzt einen externen Reinigungsdienst für Reinigungsarbeiten ein. Dabei muss die Einhaltung des Hygieneplans der Einrichtung sichergestellt werden. Die Unterweisung der Mitarbeiter erfolgt durch den Dienstleister. Zur Steuerung des externen Prozesses werden stichprobenartig Hygieneaudits durchgeführt. Bei Auffälligkeiten wird der externe Dienstleister informiert, damit dieser Schulungen der Mitarbeiter durchführen kann.

Hinweise zur Umsetzung

Die Möglichkeiten der Steuerung sind vielfältig und müssen je nach Art des Produktes, des Prozesses und der Leistungen einrichtungsspezifisch festgelegt werden.

Dies können beispielsweise Wareneingangsprüfungen, Überprüfung von Qualifikationsnachweisen oder Zertifikaten von Lieferanten/Dienstleistern, Lieferantenaudits, Stichprobenprüfungen, Prozesskontrollen, Überwachung und Überprüfung klinischer Prozesse, Arbeit unter Aufsicht oder ähnliches sein.

15224

Die DIN EN 15224 weist darauf hin, dass die Anforderungen an die Steuerung auch für externes oder vertraglich gebundenes Personal gelten.

8.4 Steuerung von extern bereitgestellten Prozessen, Produkten und Dienstleistungen

Nachweise

- Überprüfungsergebnisse von externen Prozessen und Dienstleistungen
- Kompetenz- und Qualifikationsnachweise von externem Personal

Fragen zur Selbstüberprüfung

8.4.2.1 Wie werden Art und Umfang der Steuerung von externen Prozessen, Produkten und Dienstleistungen festgelegt und umgesetzt?

15224

8.4.2.2 Wie werden externes oder vertraglich gebundenes Personal in die Steuerungsmaßnahmen einbezogen?

8.4.3 Informationen für externe Anbieter

Die Organisation muss die Angemessenheit der Anforderungen vor deren Bekanntgabe gegenüber externen Anbietern sicherstellen.

Die Organisation muss den externen Anbietern ihre Anforderungen in Bezug auf Folgendes mitteilen:

a) die bereitzustellenden Prozesse, Produkte und Dienstleistungen;
b) der Genehmigung von:
  1. Produkten und Dienstleistungen;
  2. Methoden, Prozessen und Ausrüstungen;
  3. Freigabe von Produkten und Dienstleistungen;
c) die Kompetenz, einschließlich jeglicher erforderlichen Qualifikation von Personen;
d) das Zusammenwirken des jeweiligen externen Anbieters mit der Organisation;
e) die Steuerung und Überwachung der Leistung des jeweiligen externen Anbieters, die von der Organisation eingesetzt werden;
f) die Verifizierungs- oder Validierungstätigkeiten, die die Organisation oder deren Kunde beabsichtigt, beim jeweiligen externen Anbieter durchzuführen;
g) [das Risikomanagement;
h) die Kompatibilität mit eingesetzten Verfahren, Ausstattungen, Geräte, Infrastruktur, Software und Vorschriften, die auf die Organisation zutreffen.]

[Die Verifizierung muss mit den Risiken übereinstimmen, die mit der Benutzung des Produkts oder der Erbringung einer Dienstleistung einhergehen.]

Beziehungsmanagement ist ein wichtiger Grundsatz im Qualitätsmanagement (▶ Kap. 2.1.1). Dies bezieht sich auch auf den Umgang mit Dienstleistern, Lieferanten und Kooperationspartnern.

Hinweise zur Umsetzung

Im Sinne einer guten Zusammenarbeit muss die Art und Weise dieser klar geregelt werden.
Dabei müssen folgende Punkte geklärt und vereinbart werden:

- Welche Anforderungen gelten in Bezug auf die zu beschaffenden Prozesse, Produkte und Dienstleistungen?
- Wie werden Produkte/Dienstleistungen genehmigt?
- Welche Methoden, Prozesse oder Ausrüstungen werden eingesetzt?
- Wie erfolgt die Freigabe von Produkten und Dienstleistungen?
- Welche Qualifikation oder Kompetenz benötigen externe Mitarbeiter?
- Wie soll die Art und Weise der Zusammenarbeit mit dem externen Anbieter erfolgen?
- Welche Steuerungs- und Überwachungstätigkeiten sollen durch den externen Anbieter, welche durch die Organisation durchgeführt werden?
- Welche Verifizierungs- oder Validierungstätigkeiten sollen beim externen Anbieter durchgeführt werden?

15224

- Wie werden die Anforderungen an das Risikomanagement des externen Dienstleisters festgelegt?
- Wie wird die Kompatibilität der externen Prozesse/Dienstleistungen mit den Prozessen, Verfahren und Infrastruktur der Organisation sichergestellt?

Die Ergebnisse dieser Klärung münden in die Auftragserteilung und Vertragsgestaltung. Dabei ist beispielsweise abzustimmen und festzulegen, wie die Art und Weise der Leistungsüberprüfung aussehen wird. So können beispielsweise Lieferantenaudits nicht ohne Zustimmung des Lieferanten oder Dienstleisters durchgeführt werden und dies muss daher vertraglich geregelt sein.

Nachweise

- Ausschreibungen
- Pflichten-/Lastenhefte
- Vertragsmanagement
- Risikoanalysen
- Prozessbeschreibungen mit Schnittstellenregelungen

Fragen zur Selbstüberprüfung

8.4.3.1 Wie werden Anforderungen an Prozesse/Produkte/Dienstleistern externen Anbietern mitgeteilt?

8.4.3.2 Wie werden in Aufträgen und Verträgen Anforderungen – sofern erforderlich – berücksichtigt:
- Genehmigung von Produkten, Dienstleistungen, Methoden, Prozessen und Ausrüstung?
- Freigabe von Produkten und Dienstleistungen?
- Anforderungen an die Kompetenz und Qualifikation des eingesetzten Personals?
- Anforderung an das Qualitäts- und Risikomanagement des Lieferanten/Dienstleisters?
- Geplante Verifizierungs- oder Validierungstätigkeiten beim externen Anbieter?

8.5 Produktion und Dienstleistungserbringung

Nach Prozessplanung und -entwicklung sowie Beschaffung beschreibt dieser Teil der Norm die Anforderungen an die eigentliche Leistungserbringung. Zielsetzung ist es, Leistungen gemäß den zuvor definierten Anforderungen zuverlässig zu erbringen.

8.5.1 Steuerung der Produktion und Dienstleistungserbringung

Die Organisation muss die Produktion und die Dienstleistungserbringung unter beherrschten Bedingungen durchführen.
[Überwachte Bedingungen für die Gesundheitsversorgung müssen sicherstellen, dass die Leistungserbringung für die Gesundheitsversorgung in Einklang mit aktuellen wissenschaftlichen Nachweisen und erfahrungsgestütztem Wissen über Best Practice erfolgt.]
Falls zutreffend, müssen beherrschte Bedingungen Folgendes enthalten:

a) die Verfügbarkeit von dokumentierten Informationen, die festlegen:
   1. die Merkmale der zu produzierenden Produkte, der zu erbringenden Dienstleistungen, oder der durchzuführenden Tätigkeiten;
   2. die zu erzielenden Ergebnisse, [zum Beispiel die erwarteten Ergebnisse von Tätigkeiten für die Gesundheitsversorgung in einem Pflegeplan;]
b) die Verfügbarkeit und Anwendung von geeigneten Ressourcen zur Überwachung und Messung;
c) die Durchführung von Überwachungs- und Messtätigkeiten in geeigneten Phasen [Schritten], um zu verifizieren, dass die Kriterien zur Steuerung von Prozessen oder Ergebnissen sowie die Annahmekriterien für Produkte und Dienstleistungen erfüllt wurden;

[Für bestimmte Schritte/Phasen in der Prozesssteuerung sollten Kontrollmaßnahmen eingesetzt werden, wenn diese aus Sicherheitsaspekten geboten sind, z. B. Auszeit gemäß WHO-Checkliste für sichere Chirurgie.]
d) die Nutzung einer geeigneten Infrastruktur und Umgebung für die Durchführung von Prozessen;
e) die Benennung von kompetenten Personen, einschließlich jeglicher erforderlicher Qualifikationen;
f) die Validierung und regelmäßig wiederholte Validierung der Fähigkeit, geplante Ergebnisse der Prozesse der Produktion oder Dienstleistungserbringung zu erreichen, wenn das resultierende Ergebnis nicht durch anschließende Überwachung oder Messung verifiziert werden kann;
g) die Durchführung von Maßnahmen zur Verhinderung menschlicher Fehler;
h) die Durchführung von Freigaben, Liefertätigkeiten und Tätigkeiten nach der Lieferung.

Zielsetzung des Prozessmanagements ist es, »beherrschte Bedingungen«, also das Gegenteil von Desorganisation und Chaos zu schaffen.

Hinweise zur Umsetzung

Es müssen festgelegt werden:

a) die zu erbringende Leistung (**WAS?**),
b) zur Durchführung der erforderlichen Aufgaben, erforderlichen Regelungen und Maßnahmen zur Verhinderung menschlicher Fehler, Prozessbeschreibungen, Arbeitsanweisungen, Checklisten und weitere Informationen (**WIE?**),
c) die erforderlichen Mittel zur Leistungserbringung (Ausstattung, Materialien etc.) und qualifizierten Personen (**WOMIT und DURCH WEN?**),
d) Überwachungs- und Prüftätigkeiten (**KONTROLLE MIT/DURCH WEN?**) sowie
e) Regelungen zur Freigabe und Kontrollen nach der Leistungserbringung.

Bei der Beschreibung eines Prozesses sollte darauf geachtet werden, dass diese Aspekte und die Anforderungen unter 4.4 an das Prozessmanagement berücksichtigt werden.
  Gerade im medizinischen Umfeld ist zu bedenken, dass für bestimmte Tätigkeiten eine spezifische Qualifikation der Mitarbeiter erforderlich ist; so ist beispielsweise die Durchführung einer Patientenaufklärung eine rein ärztliche Tätigkeit, die nicht an andere Berufsgruppen delegiert werden darf.
  Insbesondere sollte bedacht werden, auf welche Art und Weise gemessen werden kann, ob der Prozess zu den gewünschten Ergebnissen führt, z. B. durch Festlegung von entsprechenden Prozesskennzahlen oder aber Prozessüberprüfungen. Die Prozessvalidierung soll sicherstellen, dass der Prozess tatsächlich geeignet ist und ob dieser möglicherweise verändert werden muss. Da sich insbesondere bei medizinischen Behandlungsprozessen das Ergebnis des Prozesses

nicht oder erst nach einer Latenz beurteilen lässt, muss der Prozess selbst valide sein.

Es sollte klar festgelegt werden, auf welche Weise Prozesse durch wen überprüft werden, wie mit den Ergebnissen dieser Überprüfung verfahren wird und wer über erforderliche Maßnahmen entscheidet.

Eine Möglichkeit der Prozessüberprüfung ist die Durchführung sogenannter Prozessaudits. Eine wesentliche Aufgabe eines Prozesseigners oder Prozessverantwortlichen ist die Prozesslenkung. Er muss dazu die nötigen Befugnisse und Kompetenzen haben, bei Bedarf einen Prozess zu verändern, wenn dieser nicht zu den gewünschten Ergebnissen führt.

15224

Die DIN EN 15224 fordert die Leistungen unter Berücksichtigung aktueller wissenschaftlicher Erkenntnisse und Best Practice zu erbringen.

Als Beispiel für die Beschreibung erwarteter Ergebnisse wird ein Pflegeplan erwähnt. Als Instrument, das zur Prozesssteuerung eingesetzt werden kann, wird die WHO Safe Surgery Checkliste mit Durchführung eines Team-Time-Outs genannt.

Da Ergebnisse medizinischer Behandlungen häufig nicht unmittelbar während des stationären Aufenthalts oder bei Entlassung bewertet können, werden langfristige Nachuntersuchungen oder andere Methoden gefordert.

Es wird darauf hingewiesen, dass die Prozessvalidierung ein wichtiges Instrument zur Förderung von Patienten- und Mitarbeitersicherheit ist.

Nachweise

- Prozessbeschreibungen, Arbeitsanweisungen, Checklisten
- Qualifikationsnachweise
- Ergebnisse von Prozesskontrollen
- Komplikationsstatistik

Fragen zur Selbstüberprüfung

8.5.1.1 Wie stellt die Organisation sicher, dass die Prozesse unter beherrschten Bedingungen durchgeführt werden?
8.5.1.2 Wie wird sichergestellt, dass die für die Leistungserbringung erforderlichen Regelungen (Standards, Arbeitsanweisungen, Checklisten u. ä.) zur Verfügung stehen?
8.5.1.3 Wie wird sichergestellt, dass die zur Leistungserbringung erforderliche Ausstattung und Materialien verfügbar sind?
8.5.1.4 Wie wird sichergestellt, dass die Personen die zur Leistungserbringung erforderliche Kompetenz und Qualifikation besitzen?
8.5.1.5 Wie erfolgt die Prozessvalidierung?
8.5.1.6 Wie wird bei der Validierung der Prozesse ihre Eignung, das geplante Ergebnis zu erreichen, beurteilt?

8.5.1.7 Wie werden Kontrollen und Messungen durchgeführt?
8.5.1.8 Wie werden Ergebnisse der Prozessvalidierung, Kontrollen und Messungen zur Prozessverbesserung genutzt?
8.5.1.9 Welche Maßnahmen werden zur Vermeidung menschlicher Fehler ergriffen?
8.5.1.10 Wie erfolgen Freigaben im Rahmen der Leistungserbringung?
8.5.1.11 Wie werden Tätigkeiten nach der Leistungserbringung festgelegt und durchgeführt?

8.5.2 Kennzeichnung und Rückverfolgbarkeit

Die Organisation muss geeignete Mittel anwenden, mit denen Ergebnisse von Prozessen gekennzeichnet werden, wenn sie für die Sicherstellung der Konformität von Produkten und Dienstleistungen notwendig sind.

Die Organisation muss während der gesamten Produktion und Dienstleistungserbringung den Status der Ergebnisse in Bezug auf die Überwachungs- und Messanforderungen kennzeichnen.

Die Organisation muss die eindeutige Kennzeichnung der Ergebnisse steuern, wenn Rückverfolgbarkeit gefordert ist, und muss die dokumentierten Informationen aufbewahren, die notwendig sind, um eine Rückverfolgbarkeit zu ermöglichen.

[Die Organisation muss Verfahren festlegen zum Kennzeichnen, Rückverfolgen und zum Ermitteln des Status von:

a) der Identität der einzelnen Patienten;
b) der Erbringung von klinischen Prozessen und Tätigkeiten der Gesundheitsversorgung und der Änderungen/Entwicklungen der Gesundheitszustände;
c) Zeiten, Daten und befugten Personen für die Untersuchungen, Behandlungen, Medikationen oder andere erbrachte Dienstleistungen und die Ergebnisse dieser Dienstleistungen, Informationen in Gesundheitsakten sollten in einem notwendigen Ausmaß standardisiert sein, wie es für die Kontinuität der Versorgung des Patienten durch verschiedene Anbieter von Gesundheitsdienstleistungen zweckdienlich ist;
d) Produkten und Materialen, einschließlich Arzneimitteln, Blut und Gewebeproben, Implantaten und Flüssigkeiten;
e) beteiligtem Personal der Gesundheitsversorgung, den benutzten Geräten, den zu Dienstleistungen zugehörigen Produkten und den wichtigen Materialien. Die Dokumentation der Gesundheitsversorgung muss zugänglich sein und eine rückverfolgbare chronologische Darstellung der erhaltenen Dienstleistungen bieten.]

Ein wesentlicher Aspekt für die sichere Prozessdurchführung ist, dass die einzelnen Aktivitäten, handelnden Personen und Ergebnisse nachvollziehbar sind. Bei patientenbezogenen Prozessen erfolgt dies durch die Dokumentation der Patientenbehandlung.

Hinweise zur Umsetzung

Es muss eine Dokumentation erfolgen, die zum einen die geltenden gesetzlichen Bestimmungen beachtet, zum anderen für Transparenz hinsichtlich der Leistungserbringung am Patienten sorgt.

Die Dokumentation muss so gestaltet sein, dass erkennbar ist, wer welche Befunde erhoben hat, wer welche Anordnungen getroffen hat, welche Untersuchungen und Behandlungen mit welchem Ergebnis bisher erfolgt sind und welche weiteren Maßnahmen geplant sind.

In diesem Zusammenhang muss auch beachtet werden, dass eindeutig nachvollziehbar ist, **wer** welche Maßnahmen/Anordnungen durchgeführt hat. Eine Möglichkeit, dies im Rahmen einer papiergestützten Dokumentation zu gewährleisten, ist das Abzeichnen mittels Unterschrift oder Kürzel. In diesem Fall sollten Unterschriften- bzw. Kürzellisten geführt werden, die die Dokumentation dem entsprechenden Mitarbeiter zuordnen lassen und dies auch nach Ausscheiden des Mitarbeiters sicherstellen.

Auch bei Verwendung eines elektronischen Dokumentationssystems muss sichergestellt sein, dass sich die handelnden Personen, beispielsweise durch Verwendung persönlicher Zugangsberechtigungen, eindeutig nachvollziehen lassen.

Dokumentationspflichten ergeben sich im medizinischen Sektor in vielerlei Hinsicht, z. B. Transfusionsgesetz; Dokumentation bei Einbringung von Fremdmaterialien; bei bestimmten Medikamenten; Röntgenverordnung; Diagnose- und Prozedurenerfassung zur Abrechnung etc. Hier gibt es in einigen Bereichen auch die Notwendigkeit der Rückverfolgbarkeit: D. h. es muss nachvollziehbar sein, z. B. welcher Patient die Blutkonserve xy, die Prothese der entsprechenden Chargennummer erhalten hat.

Natürlich müssen diese gesetzlichen/behördlichen Bestimmungen im Rahmen des Qualitätsmanagements beachtet und eingehalten werden.

15224

Die DIN EN 15224 fordert konkrete Verfahren zur Kennzeichnung, Rückverfolgbarkeit und Statusbeschreibung in Bezug auf:

- Patientenidentität
- Klinische Prozesse und Tätigkeiten
- Standardisierte Führung von Krankenakten zur Sicherstellung der Kontinuität der Versorgung
- Zugänglichkeit von Krankenakten
- Dokumentation von Zeiten, Daten, Personen im Rahmen von Untersuchungen, Behandlungen, Medikation und andere klinische Leistungsprozesse
- Rückverfolgbarkeit von Arzneimitteln, Blut, Gewebeproben, Implantaten, Flüssigkeiten und anderen Produkten
- Beteiligte Personen
- Benutze Geräten und Materialien

8 Betrieb

Nachweise

- Regelungen zur Dokumentation von Diagnostik-, Behandlungs- und anderen klinischen Prozessen
- Patientenakten und Befunde
- Nachweise chargenbezogener Dokumentation, wie beispielsweise Blut- und Blutprodukte, Implantate

Fragen zur Selbstüberprüfung

8.5.2.1 Welche Vorgaben und Regelungen hat die Organisation zur Dokumentation von Diagnostik-, Behandlungs- und anderen klinischen Prozessen getroffen?
8.5.2.2 Wie wird anhand der Dokumentation der Verlauf und das Ergebnis von klinischen Prozessen abgebildet?
8.5.2.3 Ist bei der klinischen Dokumentation die Identität der einzelnen Patienten nachvollziehbar?
8.5.2.4 Wie wird sichergestellt, dass handelnde Personen jederzeit nachvollziehbar sind?
8.5.2.5 Wie wird die Erfüllung gesetzlicher Anforderungen in Bezug auf Rückverfolgbarkeit gewährleistet?
8.5.2.6 Wie wird mittels der Dokumentation die Kontinuität der Versorgung sichergestellt?

8.5.3 Eigentum der Kunden oder der externen Anbieter

Die Organisation muss sorgfältig mit dem Eigentum der Kunden oder der externen Anbieter umgehen, solange es sich unter Aufsicht der Organisation befindet oder von ihr verwendet wird. Die Organisation muss das ihr zu Verwendung oder zur Einbeziehung in die Produkte oder Dienstleistungen überlassene Eigentum des Kunden oder des externen Anbieters kennzeichnen, verifizieren, schützen und sichern.

Bei Verlust, Beschädigung oder anderweitig für unbrauchbar befundenem Eigentum eines Kunden oder eines externen Anbieters muss dies die Organisation dem Kunden oder dem externen Anbieter mitteilen und dokumentierte Informationen darüber aufbewahren, was sich ereignet hat.

[Kundeneigentum kann jedes patientenbezogene Material oder Eigentum sein, wie persönliche Gegenstände, medizinische Hilfsgeräte, Arzneimittel, Blut zur Transfusion, Materialien für die künstliche Befruchtung und Bewertungsergebnisse. Kundeneigentum sollte nach dem Tod des Kunden gesichert und den Erben ausgehändigt werden.]

War in der DIN EN ISO 9001 bislang der sorgfältige Umgang mit dem Eigentum der Kunden gefordert, wurde diese Anforderung nun auch für Eigentum von Lieferanten, Dienstleistern oder anderen externen Anbietern gefordert. Bei

Kundeneigentum kann es sich um Materialien, Ausrüstung, geistiges Eigentum und personenbezogenen Daten handeln.

Hinweise zur Umsetzung

Primär geht es darum, den Umgang mit Patienteneigentum, wie persönliche Gegenstände wie Kleidung, Toilettenartikel, aber auch Brillen, Zahnprothesen, medizinische Hilfsgeräte bis hin zu Laborproben festzulegen.

Weiterhin gilt es, Regelungen im Umgang mit von externen Kooperationspartnern oder zuweisenden Ärzten überlassenen Befunden, Arztbriefen, Bilddokumenten zu treffen.

Zum Eigentum externer Anbieter zählen beispielsweise Leihinstrumente, Leihgeräte, Ausstattung von externen Dienstleistern, Kommissionsware.

Regelungen hierzu betreffen:

- Umgang und Aufbewahrung
- Verhalten bei Verlust oder Beschädigung

Da zum Kundeneigentum auch die patientenbezogenen Daten zählen, muss der Umgang mit Patietendaten unter Berücksichtigung der Datenschutzbestimmungen gewährleistet sein.

15224

Die DIN EN 15224 fordert darüber hinaus, dass Patienteneigentum auch nach deren Tod gesichert und an die Erben ausgehändigt werden sollte.

Nachweise

- Verfahrensbeschreibung zum Umgang mit Fremdeigentum

Fragen zur Selbstüberprüfung

8.5.3.1 Welche Regelungen zum Umgang mit Fremdeigentum hinsichtlich Aufbewahrung, Kennzeichnung, Schutz werden getroffen?
8.5.3.2 Wie werden patientenbezogene Daten geschützt?

15224

8.5.3.3 Wie wird Patienteneigentum nach dem Tod des Patienten gesichert und an die Erben ausgehändigt?

8.5.4 Erhaltung

Die Organisation muss Ergebnisse während der Produktion und der Dienstleistungserbringung [der Gesundheitsversorgung] in dem Umfang erhalten, der notwendig ist, um die Konformität mit den Anforderungen sicherzustellen.

Bei der Herstellung oder Dienstleistungserbringung darf ein Produkt oder im weiteren Sinne der Empfänger einer Leistung keinen Schaden erleiden. Dies betrifft Aspekte wie Kennzeichnung, Handhabung, Verpackung, Lagerhaltung Transport und Schutz.

Hinweise zur Umsetzung

Im Krankenhausbereich betrifft diese Anforderung im Wesentlichen die Bereiche **Transport** (z. B. Patiententransport, Transport von Proben, Waren etc.) und **Lagerung** (z. B. Lagerhaltung von Medikamenten und Verbrauchsgütern unter Einhaltung der vorgeschriebenen Lagerbedingungen, sowie deren regelmäßige Überprüfung auf Verfall).

> **Beispiel**
>
> Eine Blutprobe wird gewonnen. Diese muss so gekennzeichnet werden, dass sie einem Patienten zweifelsfrei zuzuordnen ist, muss ggf. verpackt und entsprechend den für die Diagnostik erforderlichen Bedingungen (z.B. Kühlung) gelagert werden, ist zum Labor zu transportieren, um schließlich dort analysiert zu werden.

Weiterhin geht es auch um Aspekte des Patiententransportes und den Schutz des Patienten vor gesundheitlichen Beeinträchtigungen, beispielsweise durch Sicherstellung, dass je nach Zustand des Patienten, entsprechend qualifiziertes Personal den Transport durchführt. Schutz des Patienten betrifft auch Aspekte wie Schutz vor Selbst- oder Fremdgefährdung, beispielsweise bei psychiatrischen oder neurologischen Krankheitsbildern, wie wird beispielsweise bei dementen Patienten mit Weglauftendenzen verhindert, dass diese unbemerkt die Einrichtung verlassen.

Nachweise

- Regelungen zum Versand von Proben und Materialen
- Regelungen zum Patiententransport
- Regelungen zur Lagerung von Medikamenten und Verbrauchsgütern, einschließlich Verfallskontrolle

Fragen zur Selbstüberprüfung

8.5.4.1 Wie wird sichergestellt, dass die Lagerung von Medikamenten und Verbrauchsgütern gemäß vorgegebener Lagerungsbedingungen erfolgt?
8.5.4.2 Welche Regelungen gibt es zum Umgang und Transport mit Labor- oder anderem Probenmaterial im Hinblick auf Kennzeichnung, Handhabung, Verpackung und Schutz?
8.5.4.3 Welche Regelungen gibt es zum Patiententransport?
8.5.4.4 Wie werden Patienten vor Selbst- und Fremdgefährdung geschützt?

8.5.5 Tätigkeiten nach der Lieferung

Die Organisation muss die Anforderungen an Tätigkeiten im Zusammenhang mit Produkten oder Dienstleistungen [der Gesundheitsversorgung] erfüllen, die nach der Auslieferung bzw. Erbringung erfolgen. Bei der Ermittlung des Umfangs der erforderlichen Tätigkeiten nach der Lieferung muss die Organisation Folgendes berücksichtigen:

a) gesetzliche und behördliche Anforderungen;
b) die möglichen unerwünschten Folgen in Verbindung mit ihren Produkten und Dienstleistungen;
c) die Art, Nutzung und beabsichtigte Lebensdauer ihrer Produkte und Dienstleistungen;
d) Kundenanforderungen; [die Erfüllung entsprechender zusätzlicher Kundenanforderungen nach Beendigung des klinischen Prozesses;]
e) Rückmeldungen von Kunden.

Hierbei handelt es sich um eine neue Anforderung. Die Verantwortung einer Organisation endet nicht mit der Auslieferung an den Kunden, sondern geht auch darüber hinaus.

> **Beispiel**
>
> Ein Medizinproduktehersteller liefert an eine Einrichtung ein Medizingerät. Vertragsgemäß müssen auch Installation und Wartung des Gerätes sowie die Einweisung der Anwender gemäß Medizinproduktebetreiberverordnung durchgeführt werden. Bei Installation, Einweisung und Wartung handelt es sich um »Tätigkeiten nach der Lieferung«.

Übertragen auf die Patientenversorgung sind hiermit Aufgaben und Tätigkeiten gemeint, die nach der Entlassung eines Patienten erfolgen.

Hinweise zur Umsetzung

Es muss geklärt werden, welche Tätigkeiten nach der Lieferung eines Produktes oder der Entlassung eines Patienten erfolgen. Dabei müssen gesetzliche oder behördliche Anforderungen berücksichtigt werden sowie Kundenanforderungen bzw. -rückmeldungen.

Im Rahmen der Patientenversorgung wären dies Aspekte wie:

- Sicherstellung der Betreuung nach Entlassung unter Berücksichtigung von Anforderungen, die sich beispielweise aus den Vorgaben zum Entlassmanagement ergeben[30]
- Verhalten bei Zustandsverschlechterung/Notfallsituationen nach Entlassung
- Umgang mit Befunden, die nach Entlassung des Patienten eintreffen

Nachweise

Regelungen zum Entlassmanagement und poststationären Versorgung

Fragen zur Selbstüberprüfung

8.5.5.1 Wie werden von der Organisation Entlassmanagement und poststationäre Versorgung geregelt?
8.5.5.2 Wie ist die Vorgehensweise bei Zustandsverschlechterung eines Patienten nach Entlassung?
8.5.5.3 Wie erfolgt der Umgang mit Befunden und Ergebnissen, die nach Entlassung des Patienten vorliegen?

8.5.6 Überwachung von Änderungen

Die Organisation muss Änderungen der Produktion oder Dienstleistungserbringung in einem Umfang überprüfen und steuern, der notwendig ist, um die Konformität mit den Anforderungen aufrechtzuerhalten. Die Organisation muss dokumentierte Informationen aufbewahren, in denen die Ergebnisse der Überprüfung von Änderungen, die Personen, die die Änderung autorisiert haben, sowie jegliche notwendige Tätigkeiten, die sich aus der Überprüfung ergeben, beschrieben werden.

[Änderungen, die einzelne Patienten betreffen, müssen in der Gesundheitsakte dokumentiert werden.]

Hierbei handelt es sich um eine neue Anforderung. Prozesse und Vorgehensweisen müssen geändert werden, wenn diese nicht geeignet sind, zu den gewünschten Ergebnissen zu führen.

---

30 Da der Übergang von der stationären Krankenhausversorgung in eine weitergehende medizinische, rehabilitative oder pflegerische Versorgung eine besonders kritische Phase der Behandlungs- und Versorgungskette für die betroffenen Patientinnen und Patienten darstellt, sind Krankenhäuser nach § 39 Absatz 1a des Fünften Buches Sozialgesetzbuch (SGB V) verpflichtet, ein effektives Entlassmanagement zur Unterstützung des Übergangs in die Anschlussversorgung zu gewährleisten.

Hinweise zur Umsetzung

Dieser Änderungsprozess muss gesteuert werden. Es muss nachvollziehbar sein, wer die Änderungen autorisiert hat und zu welchen Ergebnissen diese Veränderungen geführt haben.

15224

Beziehen sich Änderungen auf die Behandlung eines einzelnen Patienten, müssen Änderungen in der Patientenakte dokumentiert werden.

> **Beispiel**
>
> Im Rahmen der Visite wird festgestellt, dass die bisherige Medikation des Patienten nicht den gewünschten Erfolg zeigt. Es wird eine Änderung an der Medikation vorgenommen. Diese erfolgt durch den Oberarzt, der die Medikationsänderung in der Patientenakte vornimmt. Zusätzlich erfolgt ein Vermerk, warum diese Änderung erfolgte. Im Rahmen der nächsten Visiten wird reevaluiert, ob die Medikationsänderung den gewünschten Effekt hervorruft.

Nachweise

- Regelungen zur Änderung an Prozessen
- Verlaufsdokumentation und Anordnungen in der Patientendokumentation

Fragen zur Selbstüberprüfung

8.5.6.1 Wie erfolgen Änderungen an Prozessen und Leistungen, wenn die gewünschten Ergebnisse nicht erreicht werden?
8.5.6.2 Wer darf Änderungen an Prozessen und/oder der Patientenbehandlung vornehmen?
8.5.6.3 Wie wird der Erfolg von vorgenommenen Änderungen überprüft?
8.5.6.4 Wie werden vorgenommene Änderungen und Überprüfungen dokumentiert?

15224

8.5.6.5 Wie werden Änderungen an Diagnostik und/oder Therapie in der Patientenakte dokumentiert?

8.6 Freigabe von Produkten und Dienstleistungen

Die Organisation muss in geeigneten Phasen geplante Vorkehrungen umsetzen, um zu verifizieren, dass die Anforderungen an Produkte und Dienstleistungen erfüllt worden sind.

Die Freigabe von Produkten und Dienstleistungen zum Kunden darf erst nach zufriedenstellender Umsetzung der geplanten Vorkehrungen erfolgen, sofern nicht anderweitig von einer zuständigen Stelle und, falls zutreffend, durch den Kunden genehmigt.

Die Organisation muss dokumentierte Informationen über die Freigabe von Produkten und Dienstleistungen aufbewahren. Die dokumentierten Informationen müssen enthalten:

a) den Nachweis der Konformität mit den Annahmekriterien;
b) die Rückverfolgbarkeit zu Personen, welche die Freigabe autorisiert haben.

Am Ende eines Prozesses muss entschieden werden, ob das Produkt oder die erbrachte Dienstleistung den definierten Anforderungen entspricht. Ist dies der Fall, kann das Produkt oder die Dienstleistung freigegeben werden. Hierzu muss eine Nachweisdokumentation erfolgen, aus welcher auch hervorgeht, wer die Freigabe vorgenommen hat.

Übertragen auf den klinischen Kontext erfolgen »Freigaben« beispielsweise im Rahmen von Verlegungen oder der Entlassung aus dem Krankenhaus.

> **Beispiel**
>
> Vor Verlegung aus dem Aufwachraum auf Normalstation wird die Verlegungsfähigkeit anhand vorgegebener Kriterien durch den diensthabenden Anästhesisten überprüft und in der Patientendokumentation aufgezeichnet. Somit sind die Überprüfung und deren Ergebnis sowie die handelnde Person nachvollziehbar.

Hinweise zur Umsetzung

Es ist zunächst zu klären, an welchen Stellen im Versorgungsprozess »Freigaben« erfolgen. Danach muss festgelegt werden, anhand welcher Kriterien die Freigabe durch wen erfolgen darf. Neben Verlegung und Entlassung betrifft dies beispielsweise auch die Freigabe von Befunden, Arztbriefen, Laborwerten.

Nachweise

- Regelungen zur Freigabe (z. B. Befunde, Arztbriefe, Laborwerte)
- Nachweisdokumente (z. B. in der Patientendokumentation)

Fragen zur Selbstüberprüfung

8.6.1 Wie ist die Freigabe von Befunden, Laborwerten, Arztbriefen geregelt?
8.6.2 Nach welchen Kriterien wird über die Verlegung von Patienten oder deren Entlassung durch wen entschieden?
8.6.3 Wie werden Entscheidungen zur Freigabe, Verlegung oder Entlassung dokumentiert?

8.7 Steuerung nichtkonformer Ergebnisse

8.7.1 Die Organisation muss sicherstellen, dass Ergebnisse, die die Anforderungen nicht erfüllen, gekennzeichnet und gesteuert werden, um deren unbeabsichtigten Gebrauch oder deren Auslieferung bzw. Erbringung zu verhindern.

Die Organisation muss geeignete Maßnahmen basierend auf der Art der Nichtkonformität und deren Auswirkung auf die Konformität von Produkten und Dienstleistungen umsetzen. Dies gilt auch für nichtkonforme Produkte und Dienstleistungen, die erst nach der Lieferung der Produkte oder während oder nach der Dienstleistungserbringung erkannt wurden.

[Organisationen der Gesundheitsversorgung müssen über dokumentierte Informationen sowie eine festgelegte Befugnis und Verantwortung für Unterbrechung der Erbringung der Dienstleistungen, die die Anforderungen nicht erfüllen, als auch für die Wiederaufnahme der Dienstleistung nach Lösung des Problems verfügen.]

Die Organisation muss mit nichtkonformen Ergebnissen auf eine oder mehrere der folgenden Weisen umgehen:

a) Korrektur;
b) Aussonderung, Sperrung, Rückgabe oder Aussetzung der Bereitstellung von Produkten und Dienstleistungen;
c) Benachrichtigung des Kunden;
d) Einholen der Autorisierung zur Annahme mit Sonderfreigabe;
e) [Überwachung].

Die Konformität mit den Anforderungen muss verifiziert werden, nachdem nichtkonforme Ergebnisse korrigiert wurden.

8.7.2 Die Organisation muss dokumentierte Informationen aufbewahren, die:

a) die Nichtkonformität beschreiben;
b) die eingeleiteten Maßnahmen beschreiben;
c) jegliche erhaltenen Sonderfreigaben beschreiben;

d) die zuständige Stelle ausweist, die die Entscheidung über die Maßnahme im Hinblick auf die Nichtkonformität trifft.

[Berichterstattung an die Aufsichtsbehörden, entsprechend gesetzlichen Vorgaben muss in das Qualitätsmanagementsystem implementiert werden.
Nichtkonformitäten können in Bezug auf alle Qualitätsanforderungen auftreten. Beinahe-Schäden, Vorkommnisse und unerwünschte Ereignisse sollten als Nichtkonformitäten im Hinblick auf die Patientensicherheit behandelt werden.]

Bei einer Nichtkonformität handelt es sich um eine Abweichung von einem zuvor definierten Ergebnis, also ein fehlerhaftes Produkt oder eine fehlerhafte Dienstleistung.

Zwar ist es das primäre Ziel eines Qualitätsmanagementsystems durch Planung und Steuerung von Prozessen, Fehler zu vermeiden, doch wird es in Systemen, in denen Menschen tätig sind, niemals eine hundertprozentige Fehlerfreiheit geben. Daher müssen Regelungen getroffen werden, wie mit Fehlern umzugehen ist.

Im Rahmen der Gesundheitsversorgung reicht das Spektrum möglicher Nichtkonformitäten vom kalten Essen bis zum Behandlungsfehler mit tödlichem Ausgang.

Hinweise zur Umsetzung

Zur Erfüllung dieser Normenforderung muss zunächst überlegt werden, bei welchen Prozessen und Tätigkeiten es zu fehlerhaften Ergebnissen kommen kann und wie der Umgang mit diesen zu regeln ist. Nicht jeder Fehler hat die gleiche Relevanz, beispielsweise im Hinblick auf Patienten- oder Mitarbeitersicherheit, daher sollten Art und Umfang der zu ergreifenden Maßnahmen risikobasiert festgelegt werden.

Wie unterschiedlich die Handlungsbedarfe bei Eintritt eines Fehlers sein können, soll anhand der Beispiele fehlerhafter Laborbefunde verdeutlicht werden.

Beispiele

1. Im Rahmen der analytischen Freigabe der Laborwerte durch die Medizinisch-Technische Assistentin (MTA) wird eine Fehlbestimmung festgestellt. Die MTA führt eine Ursachenanalyse durch und stellt fest, dass die Messung aufgrund eines Blutkoagels fehlerhaft erfolgte. Sie wiederholt die Messung. Die analytische Freigabe ist in Ordnung. Der Laborwert kann nun technisch freigegeben und weitergegeben werden. Fehler, Fehlerursachenanalyse und getroffene Maßnahmen sind im Labordokumentationssystem erfasst.
2. Vor Beginn der Tagesmessungen wird am Laboranalysegerät eine Kontrollprobeneinzelmessung vorgenommen. Diese zeigt keine Auffälligkeiten. Nach 300 untersuchten Patientenproben wird routinemäßig eine erneute

Kontrollprobeneinzelmessung vorgenommen. Diese zeigt eine Auffälligkeit. Es ist nicht sicherzustellen, dass die zuvor gemessenen Laborwerte valide sind. Ein Teil dieser Laborwerte wurde bereits freigegeben und den Stationen mitgeteilt.
Die verantwortliche MTA informiert umgehend die Stationen über das Laborinfosystem, dass die betroffenen Laborwerte möglicherweise fehlerhaft sind und veranlasst eine Fehlerursachenanalyse sowie eine erneute Messung auf einem Zweitgerät. Hier zeigen sich keine Auffälligkeiten, sodass die Messergebnisse nach technischer Validierung freigegeben werden und den Stationen mitgeteilt werden können. Auch hier sind alle getroffenen Maßnahmen und handelnden Personen im Labordokumentationssystem erfasst.
3. Im Rahmen der Arztbriefschreibung werden in der Befundmitteilung die Laborwerte eines Patienten mit Namensähnlichkeit übernommen. Die Befundverwechslung fällt nicht auf und der Arztbrief wird an den weiterbehandelnden Arzt versandt. Diesem fällt eine Unstimmigkeit mit Vorbefunden auf und er wendet sich an die Klinik. Erst jetzt wird der Fehler entdeckt. Es wird eine Korrektur des Arztbriefes mit den nun korrekten Laborwerten erstellt und versandt. In einer anschließenden Fallanalyse wird untersucht, warum es zu diesem Fehler kam und wie solche Fehler zukünftig verhindert werden können.

Im Umgang mit Fehlern ist in jedem Fall sicherzustellen, dass diese in ihren Auswirkungen begrenzt werden, Korrekturmaßnahmen zur Fehlerbeseitigung ergriffen werden sowie anhand einer Ursachenanalyse Maßnahmen für eine zukünftige Fehlerprävention ermittelt und umgesetzt werden.

Es soll nach Möglichkeit verhindert werden, dass ein fehlerhaftes Produkt in Umlauf gebracht wird – in unserem Beispiel 1 der fehlerhafte Laborwert, der vor Mitteilung an die Station erkannt wird – oder welche Maßnahmen ergriffen werden, wenn erst im Verlauf – Beispiele 2 und 3 – der Fehler erkannt wird.

Es ist wichtig, dass Aufzeichnungen über die Art von Fehlern geführt werden, damit den Ursachen dieser Fehler auf den Grund gegangen und somit die Chance genutzt werden kann, aus den Fehlern zu lernen.

Folgende Ereignisse/Vorkommnisse sollten erfasst und analysiert werden, beispielsweise:

- Patientenstürze
- Dekubitus
- Komplikationen
- Medizinische Schadensmeldungen
- Patienten- und Angehörigenbeschwerden

Ein interessanter Aspekt ist auch der Umgang mit sogenannten Sonderfreigaben.

8 Betrieb

> **Beispiel**
>
> Ein Patient wünscht die Entlassung, obwohl dies ärztlicherseits noch nicht befürwortet werden kann. Nach Aufklärung durch den Facharzt unterzeichnet er das Formular, dass er die Klinik gegen ärztlichen Rat verlässt.

Dieses Beispiel zeigt eine Sonderfreigabe (Entlassung gegen ärztlichen Rat) nach erfolgter Aufklärung durch den Facharzt und Unterschrift des Patienten.

15224

Ergänzend fordert die DIN EN 15224 im Umgang mit fehlerhaften Ergebnissen Überwachungen durchzuführen. Dies könnte beispielsweise im Rahmen von Zustandsverschlechterungen bei Patienten oder eingetretenen Komplikationen der Fall sein.

Die DIN EN 15224 weist darauf hin, dass Fehler in Bezug auf alle Qualitätsanforderungen auftreten können und dass das Qualitätsmanagementsystem Regelungen im Umgang mit gesetzlich verpflichtenden Meldungen beinhalten muss.

Gesetzliche Meldepflichten gibt es beispielsweise für

- unerwünschte Arzneimittelnebenwirkungen,
- Vorkommnisse im Zusammenhang mit Medizinprodukten,
- Meldungen nach dem Infektionsschutzgesetz,
- Unfälle von Patienten und Mitarbeitern,
- Anwendung von Zwangsmaßnahmen,
- serious adverse events (SAE) bei Studienpatienten oder
- unnatürlicher oder ungeklärter Todesfall.

Beinahe-Schäden, Vorkommnisse und unerwünschte Ereignisse können beispielsweise in Fehlermeldesystemen (Critical Incident Reporting System – CIRS) erfasst und anschließend bearbeitet werden.

Nachweise

- Fehlermeldesystem (CIRS)
- Regelungen im Umgang mit Schadensfällen
- Regelungen im Umgang mit meldepflichtigen Ereignissen
- Daten des Beschwerdemanagements
- Komplikationsstatistiken
- Daten zu Patientenstürzen, Dekubitus und ähnliches

Fragen zur Selbstüberprüfung

8.7.1.1 Wie stellt die Organisation sicher, dass ein fehlerhaftes Ergebnis (Produkt oder Dienstleistung) gekennzeichnet wird, um eine unbeabsichtigte weitere Verwendung zu verhindern?
8.7.1.2 Wie werden Verantwortlichkeiten und Befugnisse sowie Maßnahmen im Zusammenhang mit fehlerhaften Ergebnissen geregelt?
8.7.1.3 Gibt es Regelungen zum Umgang mit Sonderfreigaben?
8.7.1.4 Wie werden Komplikationen, Stürze, Dekubitus-Fälle, Beschwerden erfasst und bearbeitet?
8.7.1.5 Welche Regelungen gibt es im Umgang mit Schadensfällen?
8.7.1.6 Welche Maßnahmen werden ergriffen, wenn ein fehlerhaftes Ergebnis erst im Anschluss an die Leistungserbringung, beispielsweise nach Entlassung des Patienten, festgestellt wird?
8.7.2.1 Wie erfolgt die Dokumentation von fehlerhaften Ergebnissen, eingeleiteten Maßnahmen und deren Ergebnissen?

15224

8.7.2.2 Wie wird der Umgang mit gesetzlich verpflichtenden Meldungen geregelt?
8.7.2.3 Wie werden Beinahe-Schäden, Vorkommnisse und unerwünschte Ereignisse erfasst?

9 Bewertung der Leistung

Gemäß dem PDCA-Zyklus müssen auch das Qualitätsmanagementsystem und seine Prozesse einer Überprüfung unterzogen werden. Das nachfolgende Normenkapitel beschreibt die Anforderungen hierzu.

9.1 Überwachung, Messung, Analyse und Bewertung

9.1.1 Allgemeines

Die Organisation muss bestimmen:

a) was überwacht und gemessen werden muss:
[Die Organisation muss die Ergebnisse der klinischen Prozesse überwachen und messen, um zu validieren, dass die auf die Qualitätsaspekte bezogenen Anforderungen erfüllt sind. Dies muss in geeigneten Schritten/Phasen während der klinischen Prozesse, in Übereinstimmung mit den geplanten Regelungen für einzelne Patienten, durchgeführt werden. Dies kann sich auf das gesamte Kontinuum der Versorgung erstrecken.
Die Organisation muss systematische Maßnahmen zur Verbesserung der Patientensicherheit identifizieren und einführen.
Im Fall organisationsbezogener Änderungen müssen Prozesse eingeführt werden, die sicherstellen, dass der Einfluss auf die Qualitätsanforderungen überwacht, gemessen und berücksichtigt wird. Die Organisation sollte geeignete Indikatoren überwachen und messen, um die Leistung der Prozesse in Übereinstimmung mit deren Gestaltung zu bewerten].
b) die Methoden zur Überwachung, Messung, Analyse, [Risikobewertung] und Bewertung, die benötigt werden, um gültige Ergebnisse sicherzustellen;
c) wann die Überwachung und Messung durchzuführen sind;
d) wann die Ergebnisse der Überwachung und Messung zu analysieren und zu bewerten sind;

Die Organisation muss die Leistung und die Wirksamkeit des Qualitätsmanagementsystems bewerten. Die Organisation muss geeignete dokumentierte Informationen als Nachweis der Ergebnisse aufbewahren.

[Patientensicherheit, Wirksamkeit und Angemessenheit sind die wichtigsten Qualitätsaspekte und sollten in der Leistungsbewertung beinhaltet sein.]

Zielsetzung der Mess- und Überwachungstätigkeiten ist die Bewertung der Leistungsfähigkeit und Wirksamkeit des Qualitätsmanagementsystems. Hierzu muss festgelegt werden, was von wem auf welche Weise überwacht und gemessen werden soll, wie und wann Messungen erfolgen und wie mit den Ergebnissen dieser Messungen umgegangen werden soll. Hierzu müssen Nachweisdokumente vorliegen.

Wichtig ist hierbei, dass Mess- und Prüftätigkeiten keinem Selbstzweck dienen, sondern zielgerichtet erfolgen müssen.

- Wie ist die Leistungsfähigkeit des Qualitätsmanagementsystems?
- Führen die Prozesse zu den gewünschten Ergebnissen?

Hieraus soll nötiger Verbesserungsbedarf abgeleitet werden.

15224

Die DIN EN 15224 spezifiziert diese Anforderungen. So müssen die Ergebnisse klinischer Prozesse überwacht und gemessen werden, um sicherzustellen, dass die Anforderungen entsprechend den Qualitätsaspekten erfüllt werden. Patientensicherheit, Wirksamkeit und Angemessenheit werden als die wichtigsten Qualitätsaspekte definiert.

Auch bei organisationalen Veränderungen muss die Einhaltung der Qualitätsanforderungen sichergestellt werden. Nach Möglichkeit sollten hierzu geeignete Qualitätsindikatoren bestimmt werden. Diese können auch von Behörden, Fachgesellschaften oder anderen Organisationen festgelegt werden.

Weiterhin werden systematische Maßnahmen zur Verbesserung der Patientensicherheit und Risikobewertungen gefordert.

Hinweise zur Umsetzung

Eine systematische und strukturierte Bewertung der Leistungsfähigkeit des Qualitätsmanagementsystems und der klinischen Prozesse ist von zentraler Bedeutung, um ein für die Einrichtung maßgeschneidertes Qualitätsmanagementsystem zu gestalten.

Zur Bewertung der Zielerreichung müssen Prozesse, Prozessergebnisse und Kundenzufriedenheit (▶ Kap. 9.1.2) überwacht und gemessen werden. Hierzu sollten aussagekräftige Indikatoren oder Leistungskennzahlen festgelegt werden.

Im klinischen Umfeld gilt es, die Qualitätsindikatoren der externen Qualitätssicherung zu berücksichtigen und es können auch die der Fachgesellschaften, wie sie beispielsweise in Organzertifizierungsverfahren zu finden sind, verwendet werden.

Zukünftig spielen Qualitätsindikatoren auch im Rahmen der Krankenhaus- und Versorgungsplanung eine immer größere Rolle. So wurde dem Gemeinsamen Bundesausschuss die Aufgabe zuteil, planungsrelevante Qualitätsindikatoren festzulegen, die als Grundlage für qualitätsorientierte Entscheidungen der Krankenhausplanung geeignet sind.[31] Diese Indikatoren müssen im Qualitätsmanagementsystem in jedem Fall berücksichtigt werden, da sie zukünftig darüber entscheiden werden, welche Leistungen ein Krankenhaus erbringen darf bzw. wie diese vergütet werden.

Bei der Festlegung von Mess- und Prüftätigkeiten sowie von Qualitätsindikatoren sollte der Grundsatz lauten: Weniger ist mehr! Anstelle einer Fülle von Mess- und Prüftätigkeiten zu veranlassen, die Aufwand und Kosten verursachen und möglicherweise »Datenfriedhöfe« generieren, sollten die Aktivitäten wohldurchdacht erfolgen und anschließend auch zu konkreten Verbesserungsmaßnahmen führen.

Hierbei könnte auch der Einsatz einer Balanced Scorecard (BSC) hilfreich sein. Hierbei handelt es sich um ein von Kaplan und Norton 1990 beschriebenes kennzahlengestütztes Managementsystem, das dazu dient, strategische Ziele einer Organisation mittels Messgrößen abzubilden. Die Perspektiven (Finanzen, Kunden, Prozess, Lernen und Innovation) werden in der Regel mit jeweils vier bis fünf Kennzahlen dargestellt, um so eine einseitige Ausrichtung auf rein finanzielle, einfach messbare, Ziele zu vermeiden.[32]

Die erhobenen Daten fließen in die Managementbewertung ein (▶ Kap. 9.3).

15224

Um die Patientensicherheit zu verbessern, müssen strukturierte Risikoanalysen erfolgen und konkrete Maßnahmen daraus abgeleitet werden. Die DIN EN 15224 fordert ein Risikomanagementsystem. Bestandteil hiervon ist der Risikomanagementprozess, der eine strukturierte Vorgehensweise zur Risikoidentifikation, -analyse, -bewertung und -bewältigung beschreibt.

Nachweise

- Übersicht über zu messende Kennzahlen/Qualitätsindikatoren
- Externe Qualitätssicherung
- Daten zu Komplikationen, Sturz- und Dekubitusstatistik, Infektionsstatistik
- Ergebnisse durchgeführter Überwachungstätigkeiten und Messungen

---

31 Beschluss des Gemeinsamen Bundesausschusses über die Liste der Qualitätsindikatoren gemäß § 136c Abs. 1 SGB V: Liste planungsrelevanter Qualitätsindikatoren https://www.g-ba.de/downloads/39-261-2816/2016-12-15_PlanQI-RL_Liste-planQI_BAnz.pdf (zuletzt eingesehen am 24.3.2018)

32 Siehe hierzu: Kaplan, R.S.; Norton, D.P.: The Balanced Scorecard, Translating Strategy into Action. Harvard Business School Press, 1996

15224

- Risikoberichte
- Übersicht über Maßnahmen zur Patientensicherheit
- Schadenfallanalysen
- Auswertungen von Fehlermeldesystemen

Fragen zur Selbstüberprüfung

9.1.1.1 Welche Mess- und Prüftätigkeiten werden durch die Organisation durchgeführt?
9.1.1.2 Welche Nachweise zu durchgeführten Mess- und Prüftätigkeiten liegen vor?
9.1.1.3 Auf welche Weise bewertet die Organisation die Leistung und die Wirksamkeit des Qualitätsmanagementsystems?
9.1.1.4 Wie wird überprüft, ob Kennzahlen/Leistungsindikatoren/Qualitätsindikatoren geeignet sind?
9.1.1.5 Wie wird sichergestellt, dass nur überprüfte und kalibrierte Messmittel eingesetzt werden?

15224

9.1.1.6 Wie werden die Ergebnisse klinischer Prozesse überwacht und gemessen?
9.1.1.7 Welche Maßnahmen erfolgen zur Verbesserung der Patientensicherheit?
9.1.1.8 Wie werden Risikobewertungen durchgeführt?

9.1.2 Kundenzufriedenheit

Die Organisation muss die Wahrnehmungen des Kunden [Patienten und andere interessierte Parteien, z. B. Angehörige oder Verwandte] über den Erfüllungsgrad seiner Erfordernisse und Erwartungen überwachen. Die Organisation muss die Methoden zum Einholen, Überwachen und Überprüfen dieser Informationen bestimmen.

Die DIN EN ISO 9001 fordert klar und deutlich eine Überwachung der Kundenzufriedenheit. Es muss nachvollziehbar sein, wie diese Überwachung konkret erfolgt und welche Methoden eingesetzt werden und wie die Informationen genutzt werden.

15224

Die DIN EN 15224 konkretisiert dies im Hinblick auf die Zielgruppen: Patienten sowie Angehörige und Verwandte.

Mit Einführung der DIN EN ISO 9001 hat in vielen Organisationen eine wahre Befragungsflut eingesetzt – oft mit dem Ergebnis wenig aussagekräftiger Daten, da der Rücklauf zu gering war oder über die Zeit keine wirklich neuen Erkenntnisse aus den Befragungen gewonnen werden konnten.

Die Überwachung der Kundenzufriedenheit muss nicht zwingend eine jährliche schriftliche Patientenbefragung beinhalten. Rückschlüsse kann man beispielsweise auch aus Klinikvergleichen, Bewertungen in Patientenportalen, Zusammenarbeit mit Selbsthilfegruppen, systematisch durchgeführten und ausgewerteten Gesprächen mit zuweisenden Ärzten oder kooperierenden Einrichtungen gewinnen.

Auch aus Beschwerden können wichtige Erkenntnisse gewonnen werden.

Hinweise zur Umsetzung

Bei der Festlegung der Art und Weise, wie Kundenzufriedenheit überwacht wird, muss an **alle Kunden** bzw. Empfänger von Dienstleistungen der Klinik/Abteilung gedacht werden, um ein aussagekräftiges Bild und Hinweise für Verbesserungen zu erhalten. Diese Überprüfungen können z. B. kontinuierliche Patientenbefragungen oder stichprobenartige Befragungen sein, Befragungen der einweisenden Ärzte, Befragungen der internen Kunden (z. B. die Radiologie/das Labor befragt alle mit ihr/ihm zusammenarbeitenden Stationen und Ambulanzen).

Bei der Messung ist darauf zu achten, dass ein standardisiertes Vorgehen gewählt wird, das einen Vergleich der Ergebnisse über die Zeit und einen Vergleich zwischen verschiedenen Bereichen ermöglicht, um Veränderungen (Verbesserungen oder aber auch Verschlechterungen) aufzeigen zu können und um Datenmaterial für ein internes Benchmarking (Vergleich zwischen einzelnen Kliniken/Abteilungen/Stationen) zu gewinnen.

Nachweise

- Ergebnisse aus Patienten-/Angehörigen-/Zuweiserbefragungen
- Analyse von Beschwerden
- Analysen von Internetbewertungen/Ranglisten

Fragen zur Selbstüberprüfung

9.1.2.1 Wie wird die Zufriedenheit der Kunden mit den Leistungen der Organisation überwacht?
9.1.2.2 Welche Methoden wurden zur Erfassung der Kundenzufriedenheit festgelegt?
9.1.2.3 Wie werden die Ergebnisse zur Kundenzufriedenheit ausgewertet und zur kontinuierlichen Verbesserung genutzt?

15224

9.1.2.4 Werden die Wahrnehmungen von Patienten und anderen interessierten Parteien (Angehörigen oder Verwandten) erfasst?

9.1.3 Analyse und Auswertung

Die Organisation muss die entsprechenden Daten und Informationen, die sich aus der Überwachung und Messung ergeben, analysieren und bewerten.

Die Ergebnisse der Analyse müssen verwendet werden, um Folgendes zu bewerten:

a) die Konformität mit den Qualitätsanforderungen für die Produkte und Dienstleistungen;
b) den Grad der Kundenzufriedenheit [Patienten und andere interessierte Parteien, z. B. Angehörige oder Verwandte];
c) die Leistung und die Wirksamkeit des Qualitätsmanagementsystems;
d) ob die Planung wirksam umgesetzt wurde;
e) die Wirksamkeit durchgeführter Maßnahmen zum Umgang mit Risiken und Chancen;
f) die Leistung externer Anbieter;
g) der Bedarf an Verbesserungen des Qualitätsmanagementsystems;
h) [klinische Risiken, Beinahe-Schäden, Vorkommnisse und unerwünschte Ereignisse].
i) die Methoden zur Überwachung, Messung, Analyse, [Risikobewertung] und Bewertung, die benötigt werden, um gültige Ergebnisse sicherzustellen;
j) wann die Überwachung und Messung durchzuführen sind;

An zahlreichen Stellen der Norm wird die Ermittlung von Daten und Informationen gefordert. Diese müssen nicht nur einfach gesammelt werden, sondern einer systematischen Analyse und Bewertung unterzogen werden.

Diese Daten betreffen

- die Erfüllung der Qualitätsanforderungen erbrachter Leistungen,
- Kunden-/Patienten-/Angehörigen-/Zuweiserzufriedenheit,
- Leistung des Qualitätsmanagements und möglichen Verbesserungsbedarf,
- Umsetzungen von Planungen,
- Wirksamkeit von Maßnahmen im Umgang mit Risiken und Chancen und
- Ergebnissen von externen Prozessen, Leistungen, Lieferanten.

15224

- Klinische Risiken, CIRS-Meldungen, besondere Vorkommnisse und unerwünschte Ereignisse

Hinweise zur Umsetzung

Im Rahmen der Analyse können auch statistische Methoden verwendet werden. Wichtig ist auch die Analyse von Daten aus anderen relevanten Quellen. Dies können

- Daten aus externer Qualitätssicherung,
- Vergleichsdaten (z. B. Benchmarking) mit anderen Abteilungen anderen Kliniken,
- für den Laborbereich Ergebnisse aus Ringversuchen,
- Ergebnisse klinischer Studien usw.

sein.

Die Klinik muss sich fragen:

- Welche Daten erhalten wir?
- Welche Informationen erhalten wir?
- Wie können wir vorhandene Informationen sinnvoll auswerten und uns unter Umständen weitere eigene Datenerhebungen ersparen?

Am Ende entscheidet auch hier nicht die Fülle der Informationen, sondern wie diese für Verbesserungen am Qualitätsmanagementsystem und der Leistungsfähigkeit der Organisation genutzt werden. Die Analysen bilden die Grundlage für die Managementbewertung (▶ Kap. 9.3).

Nachweise

- Ergebnisse zu Struktur-/Prozess-/Ergebnisqualität
- Analysen zur Kundenzufriedenheit
- Lieferanten-/Dienstleisterbewertungen
- Ergebnisse von Prüf-/Überwachungstätigkeiten externer Leistungen
- Risikobewertungen
- Auswertungen aus CIRS/Fehlermeldesystemen
- Maßnahmenpläne

Fragen zur Selbstüberprüfung

9.1.3.1 Auf welche Weise werden durch die Organisation geeignete Daten und Informationen ermittelt, erfasst und analysiert, um die Eignung des QM-Systems zu beurteilen und Bereiche zu entdecken, in denen ständige Verbesserungen der Wirksamkeit des QM-Systems vorgenommen werden können?

9.1.3.2 Werden auch Daten analysiert, die aus anderen relevanten Quellen (z. B. externe Qualitätssicherung) gewonnen wurden?

9.1.3.3 Gibt es eine Analyse zur Kunden-/Patienten-/Angehörigenzufriedenheit?
9.1.3.4 Gibt es eine Analyse zur Erfüllung der Qualitätsanforderungen an Produkte Dienstleistungen, klinische Prozesse?
9.1.3.5 Gibt es eine Analyse zu externen Dienstleistern/Lieferanten?
9.1.3.6 Gibt es eine Analyse zur Wirksamkeit von Maßnahmen im Umgang mit Chancen und Risiken?
9.1.3.7 Welche konkreten Maßnahmen wurden aus den Analysen abgeleitet?

15224

9.1.3.8 Gibt es Auswertungen zu klinischen Risiken, Schäden, CIRS-Meldungen?

9.2 Internes Audit

9.2.1 Die Organisation muss in geplanten Abständen interne Audits durchführen, um Informationen darüber zu erhalten, ob das Qualitätsmanagementsystem:

a) die Anforderungen:
  1. der Organisation an ihr Qualitätsmanagementsystem,
  2. dieser Norm,
     erfüllt;
b) wirksam verwirklicht und aufrechterhalten wird.

Die Norm fordert, dass interne Audits durchgeführt werden. Diese sollen zum einen ermitteln, ob das QM-System wirksam eingeführt und aufrechterhalten wurde und der internationalen Norm entspricht sowie zum anderen bewerten, ob die von der Organisation selbst festgelegten Regelungen eingehalten werden.

Ein dokumentiertes Verfahren zum internen Audit wird in der DIN EN ISO 9001:2015 nicht mehr gefordert.

Hinweise zur Umsetzung

Diese Form der Selbstbewertung oder Selbstüberprüfung ist ein zentraler Bestandteil des Qualitätsmanagementsystems. Nur eine regelmäßige, nach klar definierten Vorgaben durchgeführte systematisierte Überprüfung des Qualitätsmanagementsystems stellt sicher, dass Verbesserungspotenziale erkannt und das Qualitätsmanagement »am Leben« erhalten wird. Ohne kritische Selbstreflexion läuft man leicht Gefahr, zu »lieb gewonnenen« alten Gewohnheiten zurückzukehren. Ein Schwerpunkt des internen Audits sollte daher auf der Beurteilung der tatsächlichen Umsetzung des Qualitätsmanagements liegen. Ist das QM-System gelebte Realität oder ein »Papiertiger«?

Fragen zur Selbstüberprüfung

9.2.1.1 Verfügt die Organisation über einen internen Auditprozess, der geeignet ist, die Konformität des Qualitätsmanagementsystems mit der DIN EN ISO 9001/DIN EN 15224 und den von der Organisation festgelegten Regelungen zu bewerten?

9.2.2 Die Organisation muss:

a) ein oder mehrere Auditprogramme planen, aufbauen, verwirklichen und aufrechterhalten, einschließlich der Häufigkeit von Audits, Methoden, Verantwortlichkeiten, Anforderungen an die Planung sowie Berichterstattung, welche die Bedeutung der betroffenen Prozesse, Änderungen mit Einfluss auf die Organisation und die Ergebnisse vorheriger Audits berücksichtigen müssen;
b) für jedes Audit die Auditkriterien sowie den Umfang festlegen;
c) Auditoren so auswählen und Audits so durchführen, dass Objektivität und Unparteilichkeit des Auditprozesses sichergestellt sind;
d) sicherstellen, dass die Ergebnisse der Audits gegenüber der zuständigen Leitung berichtet werden;
e) geeignete Korrekturen und Korrekturmaßnahmen ohne ungerechtfertigte Verzögerungen umsetzen;
f) dokumentierte Information als Nachweis der Verwirklichung des Auditprogramms und der Ergebnisse der Audits aufbewahren.

Interne Audits sind ein zentrales Steuerungsinstrument für das Qualitätsmanagementsystem. Daher finden sich in der DIN EN ISO 9001 konkrete Anforderungen zur Durchführung von internen Audits. Um einen wirksamen internen Auditprozess zu entwickeln, fordert die Norm

- die Festlegung von einem oder mehreren Auditprogrammen und
- Auditkriterien und Umfang für jedes Audit,
- Auswahl geeigneter Auditoren,
- Berichterstattung an die zuständigen Führungskräfte,
- zeitnahe Umsetzung von Verbesserungsmaßnahmen sowie
- entsprechende Nachweisdokumente (Auditprogramm, Auditberichte).

Hinweise zur Umsetzung

Die Klinik muss Auditprogramme festlegen. Diese regeln, wie häufig interne Audits durchgeführt werden sollen, welche Methoden hierbei zur Anwendung kommen, z. B. Dokumentationsaudits oder Audits vor Ort, wie die Verantwortlichkeiten für interne Audits geregelt sind und an wen die Auditberichte ausgehändigt werden sollen.

Bei der Planung der Audits kommt wiederum der risikobasierte Ansatz zur Anwendung. So ist es keinesfalls erforderlich, immer alle Bereiche und alle Prozesse zu auditieren. Um auch hier ressourcenschonend vorzugehen, ist es im Rahmen der Planung sinnvoll, solche Bereiche oder Prozesse bevorzugt zu auditieren, in welchen es Veränderungen oder Auffälligkeiten in vorangegangenen internen oder externen Audits gab, um beispielsweise die Umsetzung von Korrekturmaßnahmen zu überprüfen.

Auch Häufungen von Fehlern, Ereignissen oder Schadensfälle können Anlass für die Durchführung von internen Audits liefern.

Auditkriterien beschreiben, welche Normenanforderungen oder Themen, beispielsweise gesetzliche Anforderungen, Gegenstand des internen Audits sein sollen. Hier kann die Verwendung von Auditchecklisten hilfreich sein.

Audits binden erhebliche zeitliche Ressourcen, nicht nur für die eigentliche Durchführung, sondern auch für Vorbereitung und Berichterstellung sowie Besprechungen im Anschluss an die Audits. Sie erfordern Zeit der Auditoren, aber auch der auditierten Mitarbeiter. Daher ist ein zielorientiertes Vorgehen sinnvoll. Es sollten lieber weniger Aspekte beleuchtet werden, diese aber dann aber gründlich.

Um Verbesserungsbedarfe aufzeigen zu können, ist eine Neutralität und Unabhängigkeit des Auditors/der Auditoren von großer Bedeutung. Um wirkungsvolle Audits durchführen zu können, ist auf eine entsprechende Qualifikation der Auditoren zu achten. Jedes Audit ist nur so gut wie der Auditor, der es durchführt. Da Auditoren ihre eigene Tätigkeit nicht bewerten dürfen, ist es z. B. in einer Klinik sinnvoll, dass Mitglieder einer Stabsstelle QM oder QM-Beauftragte anderer Bereiche/Abteilungen, ggf. auch externe Berater das Audit durchführen.

Die Ergebnisse der internen Audits müssen den zuständigen Führungskräften berichtet werden. Diese sind wiederum dafür verantwortlich, bei festgestellten Abweichungen oder Fehlern ohne ungerechtfertigte Verzögerungen Korrekturmaßnahmen umzusetzen. Ob die durchgeführten Maßnahmen wirklich zum Erfolg geführt haben, gilt es anschließend, beispielsweise im Rahmen von Folgeaudits, zu überprüfen. Auf diese Weise soll sichergestellt werden, dass Erkenntnisse aus den internen Audits wirksam in den kontinuierlichen Verbesserungsprozess einfließen.

Nachweise

- Auditprogramm
- Auditplanung
- Fragenkataloge/Checklisten für Audits
- Auditberichte
- Maßnahmenplanung
- Qualifikationsnachweise von Auditoren

Fragen zur Selbstüberprüfung

9.2.2.1 Verfügt die Organisation über ein Auditprogramm/Auditprogramme?
9.2.2.2 Werden für jedes Audit Auditkriterien und Auditumfang festgelegt?
9.2.2.3 Wie erfolgen Auswahl von Bereichen, Prozessen und Auditkriterien?
9.2.2.4 Werden bei der Auswahl Ergebnisse vorheriger Audits berücksichtigt?
9.2.2.5 Wie werden Qualifikation, Objektivität und Unparteilichkeit der Auditoren sichergestellt?
9.2.2.6 Wie werden Auditergebnisse an die zuständige Leitung berichtet?
9.2.2.7 Werden notwendige Korrekturen und Korrekturmaßnahmen ohne ungerechtfertigte Verzögerung ergriffen und auf Wirksamkeit überprüft?
9.2.2.8 Wie werden Auditberichte erstellt, verteilt, kommuniziert und archiviert?
9.2.2.9 Wie werden Maßnahmenpläne erstellt, verteilt und kommuniziert?

9.3 Managementbewertung

9.3.1 Allgemeines

Die oberste Leitung muss das Qualitätsmanagementsystem der Organisation in geplanten Abständen bewerten, um dessen fortdauernde Eignung, Angemessenheit und Wirksamkeit sowie dessen Angleichung an die strategische Ausrichtung der Organisation sicherzustellen.

Das Qualitätsmanagementsystem muss in regelmäßigen Abständen durch die Klinik-/Abteilungsleitung überprüft werden. Diesen Vorgang der Überprüfung bezeichnet man als »Managementbewertung«. Aus dem englischen stammend – management review – mag diese Bezeichnung etwas verwirren, denn es wird hierbei nicht das Management bewertet, sondern das Management bewertet das Qualitätsmanagementsystem mit dem Ziel, Verbesserungsmöglichkeiten und Änderungsbedarf zu entdecken – entweder am QM-System selbst oder aber an der Qualitätspolitik, den Qualitätszielen. Hierbei muss auch die strategische Ausrichtung betrachtet und die Frage gestellt werden, ob das QM-System bei deren Umsetzung den gewünschten Erfolg zeigt.
 Es gilt zu klären, ob das Qualitätsmanagementsystem geeignet ist, beispielsweise hinsichtlich Strukturen, Verantwortlichkeit, Geltungsbereich sowie angemessen hinsichtlich Aufwand und Nutzen und schließlich wirksam in Bezug auf die erzielten Ergebnisse.
 Über die Ergebnisse der Bewertung sind Aufzeichnungen anzufertigen, die im Rahmen des Zertifizierungsaudits eingesehen werden!

Hinweise zur Umsetzung

Die oberste Führungsebene, beispielsweise die Klinikleitung, muss in regelmäßigen Abständen – hier hat sich ein Intervall von einmal jährlich in vielen Einrichtungen bewährt – das Qualitätsmanagementsystem überprüfen und bewerten. Dies kann z. B. im Rahmen von QM-Lenkungsteamsitzungen erfolgen, da sich hier ja die Entscheidungsträger der Klinik-/Abteilung versammeln (sollten).

Damit die Bewertung fundiert erfolgen kann, ist eine gute Vorbereitung erforderlich. In der Regel fällt dem/den QM-Beauftragten die Aufgabe zu, die zur Bewertung erforderlichen Informationen (9.3.2 Eingaben für die Bewertung) zusammenzustellen und Verbesserungen aufzuzeigen. Es ist jedoch keinesfalls Aufgabe des QM-Beauftragten die Bewertung an sich durchzuführen. Dies ist eine Führungsaufgabe.

Nachweise

- Ergebnisbericht, mitgeltende Informationen und Unterlagen

Fragen zur Selbstüberprüfung

9.3.1.1 Wird das QM-System durch die Organisationsleitung in geplanten Abständen im Hinblick auf seine Eignung, Angemessenheit und Wirksamkeit bewertet?
9.3.1.2 Wie erfolgt die Angleichung des QM-Systems an die strategische Ausrichtung der Organisation?
9.3.1.3 Werden auch Möglichkeiten für Verbesserungen und der Änderungsbedarf des QM-Systems, der Qualitätspolitik und Qualitätsziele bewertet?
9.3.1.4 Gibt es Aufzeichnungen über die Managementbewertungen?

9.3.2 Eingaben für die Managementbewertung

Die Managementbewertung muss geplant und durchgeführt werden, unter Erwägung folgender Aspekte:

a) des Status von Maßnahmen vorheriger Managementbewertungen;
b) Veränderungen bei externen und interne Themen, die das Qualitätsmanagementsystem betreffen;
c) Informationen über die Leistung und Wirksamkeit des Qualitätsmanagementsystems gemäß 9.1.3
d) die Angemessenheit von Ressourcen;
e) der Wirksamkeit von durchgeführten Maßnahmen zum Umgang mit Risiken und Chancen (siehe 6.1); [einschließlich der Ergebnisse aus Risikobewertungen, Informationen aus Vorkommnissen, unerwünschten Ereignissen und Beinahe-Schäden, zusammen mit den Maßnahmen zur Minimierung weiterer Risiken];

f) Möglichkeiten zur Verbesserung;
g) [Änderungen zutreffender gesetzlicher Bestimmungen].

Die Managementbewertung sollte Aussagen zur Verbesserung der Leistung und Wirksamkeit des Qualitätsmanagementsystems anhand definierter Kriterien beinhalten. Dieser Teil der Norm benennt die Informationen, die zur Managementbewertung herangezogen werden sollen:
Zum einen sollen die Ergebnisse vorangegangener Managementbewertungen bewertet werden.

- Wurden Maßnahmen umgesetzt und mit welchem Ergebnis?

Weiterhin soll hinterfragt werden, ob es Änderungen an internen und externen Themen gibt, die Auswirkungen auf das Qualitätsmanagementsystem haben könnten (▶ Kap. 4.1.).

- Wie wirken sich Veränderungen des Organisationskontextes auf das Qualitätsmanagementsystem aus und besteht Änderungsbedarf?

Sämtliche Ergebnisse aus der Analyse und Bewertung der Daten (▶ Kap. 9.1.3) sind Gegenstand der Managementbewertung, wie:

- Ergebnisse zur Zufriedenheit von Patienten, Angehörigen, Zuweisern, Lob und Beschwerden, Empfehlungen
- Erreichungsgrad der Qualitätsziele
- Informationen bezüglich der Prozesse und Übereinstimmung der erbrachten Dienstleistungen mit den Vorgaben/Zielen, beispielsweis erhobene Kennzahlen zu Prozess- und Ergebnisqualität
- Fehler und durchgeführte Korrekturmaßnahmen
- Ergebnisse von Audits, Begehungen (z. B. durch Behörden, wie Gesundheitsamt, Regierungspräsidium) und Zertifizierungen
- Bewertungen von externen Dienstleistern, Lieferanten, Kooperationspartnern

Zielsetzung ist es hierbei, einen Gesamtüberblick über die Ergebnisse und Leistungen des Qualitätsmanagementsystems zu erhalten. Mit einer regelmäßig durchgeführten Managementbewertung wird sichergestellt, dass alle Aspekte der Organisation, die das Qualitätsmanagement berühren, gemeinsam und ganzheitlich betrachtet werden und nicht, wie sonst üblich, einzelne Probleme oder Bereiche. Auf diese Weise lassen sich Wechselwirkungen, aber auch Widersprüchlichkeiten identifizieren. Zur Managementbewertung ist auch der Einsatz von Instrumenten, wie beispielsweise einer Balanced Scorecard, hervorragend geeignet.
Weiterhin soll bewertet werden, ob die Ressourcen für das Qualitätsmanagement angemessen sind, d. h. weder zu viel – das wäre Verschwendung – noch zu wenig, da dies den Fortbestand des QM-Systems gefährden könnte und welche Verbesserungsmöglichkeiten es gibt.

Im Rahmen der Managementbewertung soll weiterhin überprüft werden, ob die durchgeführten Maßnahmen im Umgang mit Risiken wirksam waren.

15224

In der DIN EN 15224 wird konkret gefordert, die Ergebnisse von Risikobewertungen, Fehler- und Ereignismeldungen und Maßnahmen zur Risikobewältigung zu betrachten sowie Änderungen zutreffender gesetzlicher Bestimmungen zu analysieren.

Praxistipp

Es ist keineswegs erforderlich, einen Managementbericht zu verfassen, in welchem alle Informationen, die schon an anderer Stelle vorhanden sind, nochmals wiederholt werden, wie beispielsweise Auswertung von Patientenbefragungen, Beschwerdemanagementbericht, Risikobericht.

Hier reicht es durchaus, auf die zur Bewertung herangezogenen Quellen zu verweisen. Entscheidend ist, dass aus dem Bericht die tatsächliche Bewertung hervorgeht:

- womit ist die Einrichtungsleitung zufrieden,
- wo wird Handlungsbedarf gesehen,
- welche Konsequenzen aus der Bewertung gezogen werden.

Fragen zur Selbstüberprüfung

9.3.2.1 Welche Informationen werden in die Managementbewertung einbezogen?

9.3.3 Ergebnisse für die Managementbewertung

Die Ergebnisse der Managementbewertung müssen Entscheidungen und Maßnahmen zu

a) Möglichkeiten der Verbesserung;
b) jeglichen Änderungsbedarf am Qualitätsmanagementsystem;
c) Bedarf an Ressourcen;
d) [Umgestaltungen und Entwicklung der Prozesse auf der Grundlage neuer Erkenntnisse und zusätzlicher oder geänderter Anforderungen]

enthalten. Die Organisation muss dokumentierte Information als Nachweis der Ergebnisse der Managementbewertung aufbewahren.

Die – betrachtet man die auszuwertenden Informationen – aufwändige Managementbewertung muss am Ende zu Erkenntnissen und Konsequenzen führen. Die Norm fordert daher Entscheidungen und Maßnahmen, um das Qualitätsmanagementsystem zu verbessern, sowie die Bestimmung des hierfür erforderlichen Ressourcenbedarfs.

Durch die Festlegung des Ressourcenbedarfes soll verhindert werden, dass Maßnahmen geplant werden, bei denen es bereits im Vorfeld erkennbar ist, dass diese nicht umgesetzt werden können, weil die erforderlichen Mittel nicht vorhanden sind.

15224

In der DIN EN 15224 wird zusätzlich gefordert, Prozesse aufgrund geänderter Anforderungen, wie neue wissenschaftliche Erkenntnisse, Veränderungen an Leitlinien der Fachgesellschaften, zu verändern.

Hinweise zur Umsetzung

Als Ergebnis der Managementbewertung sollte ein Maßnahmenplan erstellt werden, der eine klare Beschreibung der geplanten Aktivitäten, Verantwortlichkeiten und erforderlichen Ressourcen sowie Zeitvorgaben beinhaltet.

Nachweise

- Maßnahmenplanung
- Prozessveränderungen

Fragen zur Selbstüberprüfung

9.3.3.1 Werden als Ergebnis der Managementbewertung Entscheidungen und Maßnahmen zur Verbesserung des QM-Systems und seiner Prozesse festgelegt?

9.3.3.2 Wird der zur Maßnahmenumsetzung erforderliche Ressourcenbedarf festgestellt?

15224

9.3.3.3 Wie erfolgt die Umgestaltung von Prozessen auf Grundlage neuer Erkenntnisse oder geänderter Anforderungen?

10 Verbesserung

Ein wesentlicher Grundsatz des Qualitätsmanagements ist die ständige Verbesserung. Dieses Normenkapitel beinhaltet die Anforderungen zur Verbesserung, den Umgang mit Fehlern und Korrekturmaßnahmen.

10.1 Allgemeines

Die Organisation muss Chancen zur Verbesserung bestimmen und auswählen und jegliche notwendigen Maßnahmen einleiten, um die Anforderungen der Kunden zu erfüllen und die Kundenzufriedenheit zu erhöhen.

Diese müssen Folgendes umfassen:

a) die Verbesserung von Produkten und Dienstleistungen, um Anforderungen zu erfüllen und um zukünftige Erfordernisse und Erwartungen zu berücksichtigen;
b) Korrigieren, Verhindern oder Verringern von unerwünschten Auswirkungen;
c) die Verbesserung der Leistung und Wirksamkeit des Qualitätsmanagementsystems.

Zielsetzung des Qualitätsmanagements ist es dazu beizutragen, dass eine Organisation ihre gesetzten Ziele erreicht und somit Kundenanforderungen zu deren Zufriedenheit erfüllt.

Die Ergebnisse aus den Mess- und Analysetätigkeiten sollen dazu beitragen, Verbesserungsbedarfe an Prozessen und Leistungen zu erkennen, um auf diese Weise den Erfolg sicherzustellen. Dazu sollen auch Aktivitäten beitragen, die Fehler verhindern, korrigieren oder in ihren Auswirkungen begrenzen. Am Ende geht es darum, die Leistung und Wirksamkeit des Qualitätsmanagementsystems zu verbessern.

10 Verbesserung

Hinweise zur Umsetzung

Die im Rahmen der Messung von Prozessen, Zufriedenheit, Fehleranalysen gewonnenen Kennzahlen bzw. Analyseergebnisse sollen regelmäßig auf erforderliche Verbesserungen hin betrachtet werden.

Nachweise

- Verbesserungen an Prozessen und Leistungen
- Verbesserungen am Qualitätsmanagementsystem
- Entwicklungsprojekte

Fragen zur Selbstüberprüfung

10.1.1 Wie werden Verbesserungspotenziale für die Organisation identifiziert?
10.1.2 Wie werden Verbesserungsprojekte geplant und umgesetzt?
10.1.3 Welche konkreten Projekte haben zur Verbesserung des Qualitätsmanagementsystems, Prozessen oder Leistungen geführt?

10.2 Nichtkonformität und Korrekturmaßnahmen

10.2.1 Wenn eine Nichtkonformität auftritt, einschließlich derer, die sich aus Reklamationen ergeben, muss die Organisation:

a) darauf reagieren und, falls zutreffend:
  1. Maßnahmen zur Überwachung und zur Korrektur ergreifen;
  2. mit den Folgen umgehen;
b) die Notwendigkeit von Maßnahmen zur Beseitigung der Ursachen von Nichtkonformitäten bewerten, damit diese nicht erneut oder an anderer Stelle auftreten, und zwar durch:
  1. Überprüfen und Analysieren der Nichtkonformität;
  2. Bestimmen der Ursachen der Nichtkonformität;
  3. Bestimmen, ob vergleichbare Nichtkonformitäten bestehen, oder möglicherweise auftreten könnten;
c) jegliche erforderliche Maßnahme einleiten;
d) die Wirksamkeit jeglicher ergriffener Korrekturmaßnahmen überprüfen;
e) Risiken und Chancen, die während der Planung bestimmt wurden, aktualisieren, falls erforderlich;
f) falls erforderlich, das Qualitätsmanagementsystem ändern;
g) [wo eine Nichtkonformität eine direkte Auswirkung auf einen Patienten hat, muss der Patient über die Auswirkung, die Konsequenzen und jede Korrek-

turmaßnahme informiert werden. Dies ist in der Patientenakte zu dokumentieren.]

Korrekturmaßnahmen müssen den Auswirkungen der aufgetretenen Nichtkonformitäten angemessen sein.

Nichtkonformität bezeichnet die Nichterfüllung einer Anforderung bzw. einen Fehler[33]. Eine wesentliche Zielsetzung des Qualitätsmanagements besteht in der Fehlervermeidung. Kommt es dennoch zu fehlerhaften Leistungen oder Beschwerden, muss darauf reagiert werden, im Sinne einer Schadensbegrenzung, und es muss ein Lernen aus Fehlern erfolgen bis hin zu Veränderungen am Qualitätsmanagementsystem. Die DIN EN ISO 9001 fordert ein strukturiertes Vorgehen im Umgang mit Fehlern.

15224

Die DIN EN 15224 fordert darüber hinaus bei Fehlern eine Information und Aufklärung des Patienten über Auswirkung, Konsequenzen und eingeleitete Korrekturmaßnahmen mit entsprechender Dokumentation in der Patientenakte.

Hinweise zur Umsetzung

Da sich Fehler niemals ganz verhindern lassen werden, muss eine Kultur geschaffen werden, die es ermöglicht, aus Fehlern zu lernen. In vielen Organisationen ist es jedoch noch gängige Praxis, Fehler unter den Teppich zu kehren, »sich bloß nicht erwischen lassen«, es könnte ja unangenehme Folgen haben. Diese Einstellung ist für jede Organisation, ganz besonders aber für ein Krankenhaus, gefährlich. Hier kann das »Unter-den-Teppich-Kehren« von Fehlern, unter Umständen tödliche Folgen haben, wenn nicht schon beim ersten Auftreten, vielleicht dann bei wiederholtem Auftreten des Fehlers.

Die Norm gibt keine konkreten Anweisungen, welche Maßnahmen zur Fehlervermeidung in jedem Fall von einer medizinischen Einrichtung zu erbringen sind. Die Klinik/Abteilung muss sich fragen, welche Risiken und Fehlerquellen es in der Einrichtung gibt – und entsprechend dieser Analyse handeln. Erkenntnisse lassen sich hierbei auch aus Risikoanalysen, Risikoaudits, Fehlermeldesystemen gewinnen.

Bei der Analyse muss man beileibe nicht **nur** an den medizinischen oder pflegerischen Behandlungsfehler denken:
Fehler könnten sein:

- Medizinische/pflegerische Behandlungsfehler
- Nosokomiale Infektionen

---

33 DIN EN ISO 9000:2015, 3.6.9

- Unzureichende Aufklärung des Patienten
- Lange Wartezeiten
- Kaltes Essen
- Unfreundliches Verhalten des Personals
- Unzureichende Informationsweitergabe von Abteilung zu Abteilung
- Fehlerhafte Laboruntersuchungen
- usw.

Was ist zu tun?

1. Fehler müssen erfasst werden (z. B. in Form einer Beschwerdestatistik, Infektionsstatistik, Komplikationsstatistik, eines Critical Incident Reporting Systems (CIRS)).
2. Fehler müssen analysiert werden.
3. Fehler müssen bewertet werden (nicht jede Abweichung ist von großer Bedeutung oder Dringlichkeit, jedoch gibt es Fehler, die sofortiges Handeln erfordern!).
4. Fehlerursachen müssen festgestellt werden.
5. Es muss der Handlungsbedarf festgestellt werden, der erforderlich ist, um ein erneutes Auftreten des Fehlers zu verhindern.
6. Maßnahmen zur Fehlerprävention müssen ermittelt und umgesetzt werden.
7. Die Ergebnisse der durchgeführten Maßnahmen müssen dokumentiert und
8. schließlich bewertet werden: Waren die getroffenen Maßnahmen wirksam, um die Ursache des Fehlers zu beseitigen?

Diese Aufzählung lässt die erforderlichen Schritte einfach erscheinen. Tatsächlich ist die Einführung eines Fehlermeldesystems eine schwierige Aufgabe, die z. T. auf großen Widerstand bei den Mitarbeitern stößt. Inwieweit z. B. Meldeformulare zur Erfassung von Fehlern genutzt werden, hängt im Wesentlichen davon ab, wie auf der Leitungsebene mit diesen Informationen umgegangen wird, d. h. welche Fehlerkultur in der Einrichtung vorherrscht. Muss der Mitarbeiter persönliche Nachteile befürchten, wenn er Probleme/Fehler aufzeigt, wird dieses Mittel keine hohe Akzeptanz finden. Entscheidend ist daher eine »No blame«-Kultur in der Organisation, eine Kultur, in der Fehler nicht zur Anklage und Bestrafung führen. Im Umgang mit Fehlern sollte nicht die Frage »Wer hat den Fehler begangen?«, sondern »Warum ist dieser Fehler eingetreten?« gestellt werden. Nur so gelingt es, das Vertrauen der Mitarbeiter zu gewinnen und damit ein wirkungsvolles Instrument zur Verbesserung – das Lernen aus Fehlern – zu implementieren.[34]

---

[34] Weitere Informationen hierzu auch seitens des Aktionsbündnisses Patientensicherheit: Einrichtung und erfolgreicher Betrieb eines Berichts- und Lernsystems (CIRS). Handlungsempfehlung für stationäre Einrichtungen im Gesundheitswesen. September 2016. http://www.aps-ev.de/wp-content/uploads/2016/10/160913_CIRS-Broschuere_WEB.pdf (zuletzt abgerufen am 26.3.2018)

15224

Über die Art und Weise, wie bei Fehlern mit Patienten kommuniziert wird, sollte die Klinik eine verbindliche Regelung treffen, die zum einen den Anforderungen der Norm gerecht wird, zum anderen auch Rechtssicherheit für alle Beteiligten schafft.[35]

Nachweise

- Fehlererfassungen und -analysen
- Auswertung von CIRS-Meldungen und daraus abgeleiteten Maßnahmen
- Durchgeführte Korrekturmaßnahmen, einschließlich Wirksamkeitsprüfung

Fragen zur Selbstüberprüfung

10.2.1.1 Wie geht die Organisation mit Fehlern, Beschwerden, unerwünschten Ereignissen um?
10.2.1.2 Werden, sofern erforderlich, Sofortmaßnahmen eingeleitet?
10.2.1.2 Wie werden Fehler, Beschwerden und unerwünschte Ereignisse hinsichtlich Ursachen, Auswirkungen und Wiederauftretenswahrscheinlichkeiten analysiert?
10.2.1.3 Werden, sofern erforderlich, Sofortmaßnahmen eingeleitet?
10.2.1.4 Werden Maßnahmen zur Beseitigung von Fehlerursachen, zur Prävention von Fehlern, Beschwerden und unerwünschten Ereignissen umgesetzt?
10.2.1.5 Werden, sofern erforderlich, Veränderungen am Qualitätsmanagementsystem vorgenommen?
10.2.1.6 Wie werden durchgeführte Korrekturmaßnahmen auf Wirksamkeit überprüft?
10.2.1.7 Wie fließen Fehler, Beschwerden und unerwünschte Ereignisse in Risikobewertungen ein?

15224

10.2.1.8 Wie werden Patienten über eingetretene Fehler, Auswirkungen, Konsequenzen und Korrekturmaßnahmen informiert?
10.2.1.9 Wie wird die durchgeführte Patienteninformation in der Patientenakte dokumentiert?

---

35 Siehe auch BGB § 630 c Abs. 2

10.2.2 Die Organisation muss dokumentierte Information aufbewahren, als Nachweis:

a) die Art der Nichtkonformität sowie jeder daraufhin getroffenen Maßnahme;
b) der Ergebnisse jeder Korrekturmaßnahme.

[Vorgehensweisen für Korrekturmaßnahmen sollten in das klinische Risikomanagement eingebunden werden.]

Für alle im Umgang mit Fehlern, Beschwerden oder unerwünschten Ereignissen getroffenen Maßnahmen und deren Ergebnisse muss eine entsprechende Dokumentation vorliegen.

15224

Die DIN EN 15224 empfiehlt zudem, die getroffenen Entscheidungen und Maßnahmen in das klinische Risikomanagement einzubinden.

Fragen zur Selbstüberprüfung

10.2.2.1 Welche Aufzeichnungen zu Korrekturmaßnahmen und deren Ergebnisse werden von der Organisation geführt?

15224

10.2.2.2 Wie fließen erfolgte Korrekturmaßnahmen in das klinische Risikomanagement ein?

10.3 Fortlaufende Verbesserung

Die Organisation muss die Eignung, Angemessenheit und Wirksamkeit ihres Qualitätsmanagementsystems fortlaufend verbessern.
  Die Organisation muss die Ergebnisse von Analysen und Bewertungen sowie die Ergebnisse der Managementbewertung berücksichtigen, um zu bestimmen, ob es Erfordernisse oder Chancen gibt, die als Teil der fortlaufenden Verbesserung berücksichtigt werden müssen.

Mit dieser Anforderung schließt die Norm. Kontinuierliche Verbesserung ist ein wichtiges Prinzip im Qualitätsmanagement. Auch das Qualitätsmanagementsystem muss diesem Grundsatz folgen. Mit der einmaligen Einführung eines Qualitätsmanagementsystems ist es nicht getan. In regelmäßigen Abständen müssen die Verantwortlichen daher ihr System auf Eignung, Angemessenheit und Wirksamkeit überprüfen. Dabei gilt es zu hinterfragen, ob das System wirklich für die Einrichtung passgenau und maßgeschneidert ist, ob es hinsichtlich seines Aufwandes und Nutzen angemessen ist.

Hinweise zur Umsetzung

Viele Instrumente des Qualitätsmanagements, wie beispielsweise Audits, Fehler- und Beschwerdemanagement, Managementbewertung zeigen Verbesserungsbedarfe auf. Entscheidend ist nun, wie damit umgegangen wird. Gerade an dieser Stelle zeigt sich, ob die Klinikleitung es wirklich »ernst meint« mit dem Qualitätsmanagement oder ob Qualitätsmanagement als notwendige Pflicht, ggfs. lediglich zur Erreichung einer Zertifizierung, verstanden wird.

Gerade wenn sich Führungsverantwortliche mit den Leistungen und Ergebnissen des Qualitätsmanagements nicht zufrieden zeigen, beispielsweise über zu hohen Aufwand oder überbordende Dokumentation klagen, stellt sich die Frage: Werden die sich hier aufzeigenden Verbesserungen angepackt und umgesetzt?

Nachweise

- Verbesserungsprojekte

Fragen zur Selbstüberprüfung

10.3.1 Auf welche Weise werden Maßnahmen zur Verbesserung identifiziert und umgesetzt?
10.3.2 Welche konkreten Verbesserungsprojekte wurden innerhalb des letzten Jahres umgesetzt?

11 Anhang

Referenz	Frage	Bemerkungen	Maßnahme?	Verantwortlich?	Bis wann?
4.1.1	Auf welche Weise ermittelt die Organisation externe und interne Themen mit Relevanz für ihren Zweck, ihre strategische Ausrichtung und das Qualitätsmanagementsystem?				
4.1.2	Wie werden die Ergebnisse der Analyse in die Strategieentwicklung einbezogen?				
4.1.3	Welche gesetzlichen Anforderungen mit Auswirkungen auf finanzielle und personelle Ressourcen sind für die Organisation von Bedeutung?				
4.1.4*[36]	Hat die Organisation festgelegt, welche medizinisch/pflegerischen Leistungen erbracht werden?				
4.1.5*	Auf welche Weise werden Ergebnisse bezüglich Qualitätsanforderungen für ausgeführte klinische Prozesse überwacht und überprüft?				

---

[36] Die mit einem * gekennzeichneten Fragen beziehen sich auf zusätzliche Anforderungen der DIN EN 15224

11 Anhang

Referenz	Frage	Bemerkungen	Maßnahme?	Verantwortlich?	Bis wann?
4.2.1	Auf welche Weise werden relevante interessierte Parteien der Organisation ermittelt und festgelegt?				
4.2.2	Wie werden Anforderungen und Erwartungen dieser interessierten Parteien ermittelt?				
4.2.3	Wie werden die ermittelten Anforderungen bei Prozessen und Dienstleistungen berücksichtigt?				
4.2.4	Wie werden die für die Organisation und ihre Leistungen geltenden gesetzlichen und behördlichen Bestimmungen erfasst und deren Einhaltung sichergestellt?				
4.3.1	Wie ist der Anwendungsbereich des Qualitätsmanagementsystems festgelegt?				
4.3.2	Welche Normenanforderungen wurden als nicht anwendbar definiert?				
4.3.3	Liegen Begründungen für diese nicht anwendbaren Normenanforderungen vor?				
4.3.4*	Sind im Anwendungsbereich alle notwendigen und/oder durchgeführten klinischen Prozesse der Organisation enthalten?				
4.3.5*	Umfasst der Anwendungsbereich Prozesse der Ausbildung und Forschung?				
4.4.1	Wie ist die Vorgehensweise zur Festlegung der Prozesse des Managementsystems und deren Wechselwirkungen?				

11 Anhang

Referenz	Frage	Bemerkungen	Maßnahme?	Verantwortlich?	Bis wann?
4.4.2	Umfassen die Prozessbeschreibungen Eingaben und Ergebnisse, Ressourcenbedarf, Regelungen zu Verantwortlichkeiten und Befugnissen, Risiken und Chancen sowie Kriterien zur Prozessbewertung?				
4.4.3	Wie erfolgen Bewertung und Verbesserung von Prozessen?				
4.4.4	Welche schriftlichen oder sonstigen Regelungen zu Prozessen und Prozessergebnissen liegen vor?				
4.4.5	Wie lange werden Regelungen zu Prozessen und Prozessergebnissen archiviert?				
4.4.6	Wie erfolgt die Steuerung ausgegliederter Prozesse?				
4.4.7*	Liegen Regelungen für alle notwendigen/ durchgeführten klinischen Prozesse vor?				
4.4.8*	Wie werden die Qualitätsaspekte der Gesundheitsversorgung bei der Prozessgestaltung berücksichtigt?				
4.4.9*	Wie werden bei den Prozessen Aspekte des klinischen Risikomanagements berücksichtigt?				
4.4.10*	Wie werden Ressourcen für das Risikomanagement bestimmt und sichergestellt?				
4.4.11*	Wie werden Maßnahmen zur Erfüllung der Qualitätsanforderungen anhand der				

173

11 Anhang

Referenz	Frage	Bemerkungen	Maßnahme?	Verantwortlich?	Bis wann?
5.1.1.1	Qualitätsaspekte der Gesundheitsversorgung implementiert?				
5.1.1.2	Auf welche Weise kommt die Organisationsleitung ihrer Verpflichtung und Verantwortung für das Qualitätsmanagement nach?				
5.1.1.3	Berücksichtigen Qualitätspolitik und -ziele den Unternehmenskontext und die Unternehmensstrategie?				
5.1.1.4	Wurden Qualitätspolitik und -ziele von der Organisationsleitung freigegeben?				
5.1.1.5	Wie wird sichergestellt, dass das Qualitätsmanagement in die Prozesse der Organisation integriert ist?				
5.1.1.6	Auf welche Weise fördert die Organisationsleitung Prozessorientierung und risikobasiertes Denken?				
5.1.1.7	Wie vermittelt die Organisationsleitung den Mitarbeitern die Bedeutung des Qualitätsmanagements und die Wichtigkeit, dass die Anforderungen des Qualitätsmanagements erfüllt werden?				
	Wie werden die für das Qualitätsmanagement erforderlichen Ressourcen ermittelt und bereitgestellt?				

Referenz	Frage	Bemerkungen	Maßnahme?	Verantwortlich?	Bis wann?
5.1.1.8	Auf welche Weise unterstützt die Organisationsleitung andere Führungskräfte in ihrer Führungsrolle?				
5.1.1.9	Gibt es von der Organisationsleitung beauftragte Personen für das Qualitätsmanagement (z. B. Qualitätsmanagementbeauftragte)?				
5.1.1.10*	Wie wird sichergestellt, dass alle klinischen Prozesse im Qualitätsmanagementsystem eingeschlossen sind?				
5.1.1.11*	Wie wird das klinische Risikomanagement in das Qualitätsmanagementsystem integriert?				
5.1.1.12*	Wie wird die Erfüllung der Qualitätsanforderungen gewährleistet?				
5.1.1.13*	Auf welche Weise berücksichtigt das Qualitätsmanagement die Gesundheitsversorgungsbedarfe und Erwartungen der Patienten?				
5.1.2.1	Welche Kunden bzw. Kundengruppen hat die Organisation identifiziert?				
5.1.2.2	Wie werden Kundenanforderungen ermittelt?				
5.1.2.3	Welche Maßnahmen zur Verbesserung der Kundenzufriedenheit werden durchgeführt?				

11 Anhang

Referenz	Frage	Bemerkungen	Maßnahme?	Verantwortlich?	Bis wann?
5.1.2.4	Wie werden Kundenanforderungen bei der Leistungserbringung berücksichtigt?				
5.1.2.5	Wie wird die Erfüllung gesetzlicher und behördlicher Anforderungen bei der Leistungserbringung gewährleistet?				
5.1.2.6	Wie werden Risiken und Chancen mit Einfluss auf die Kundenzufriedenheit ermittelt?				
5.1.2.7*	Wie geht die Organisationsleitung bei divergierenden Anforderungen unterschiedlicher Kundengruppen vor?				
5.2.1.1	Gibt es eine schriftliche, von der Organisationsleitung freigegebene Qualitätspolitik oder Leitbild?				
5.2.1.2	Wie wird sichergestellt, dass die Qualitätspolitik Zweck und Kontext der Organisation sowie Strategie berücksichtigt?				
5.2.1.3	Wie wird sichergestellt, dass die Qualitätspolitik einen Rahmen zur Festlegung von Qualitätszielen bietet?				
5.2.1.4	Enthält die Qualitätspolitik eine Verpflichtung zur Erfüllung von Anforderungen und zur ständigen Verbesserung des Qualitätsmanagementsystems?				
5.2.1.5	Wird die Qualitätspolitik auf Aktualität und Angemessenheit überprüft?				

Referenz	Frage	Bemerkungen	Maßnahme?	Verantwortlich?	Bis wann?
5.2.1.6*	Auf welche Weise berücksichtigt die Qualitätspolitik ethische Werte und die Qualitätsanforderungen?				
5.2.2.1	Wie wird die Qualitätspolitik den Mitarbeitern intern vermittelt und wird diese von ihnen verstanden?				
5.2.2.2	Auf welche Weise wird die Qualitätspolitik relevanten interessierten Parteien zur Verfügung gestellt?				
5.3.1	Welche Rollen, Verantwortlichkeiten und Befugnisse wurden als relevant für das Qualitätsmanagementsystem gesehen und festgelegt?				
5.3.2	Auf welche Weise werden Verantwortlichkeiten innerhalb der Organisation bekannt gemacht?				
5.3.3	Wer berichtet der Organisationsleitung über die Leistungsfähigkeit des QM-Systems und Verbesserungsmöglichkeiten?				
5.3.4	Wer stellt sicher, dass die Integrität des Qualitätsmanagementsystems bei notwendigen Veränderungen erhalten bleibt?				
5.3.5*	Wer ist für die Festlegung, Analyse und Verbesserung klinischer Prozesse verantwortlich?				

11 Anhang

Referenz	Frage	Bemerkungen	Maßnahme?	Verantwortlich?	Bis wann?
5.3.6*	Wie sind die Verantwortlichkeiten für das klinische Risikomanagement und Maßnahmen zur Patientensicherheit geregelt?				
5.3.7*	Wie sind die Verantwortlichkeiten in klinischen Prozessen geregelt?				
5.3.8*	Wie werden Verantwortlichkeiten für externe Personen, die in der Patientenversorgung tätig werden, geregelt (z. B. Honorar- und Zeitarbeitskräfte, Freiwillige, Familienmitglieder)?				
6.1.1.1	Auf welche Weise werden Risiken und Chancen identifiziert, analysiert und bewertet?				
6.1.1.2	Wie werden Risiken aus dem Unternehmenskontext und Anforderungen der interessierten Parteien berücksichtigt?				
6.1.1.3*	Wie werden klinische Prozesse sowie Forschungs- und Ausbildungsprozesse in die Risikobetrachtungen einbezogen?				
6.1.1.4*	Verfügt die Organisation über ein klinisches Risikomanagement?				
6.1.1.5*	Wird das klinische Risikomanagement als integrierter Teil des Qualitätsmanagements und klinischen Prozessmanagements betrieben?				

11 Anhang

Referenz	Frage	Bemerkungen	Maßnahme?	Verantwortlich?	Bis wann?
6.1.2.1	Wie werden Maßnahmen im Umgang mit Risiken und Chancen geplant und umgesetzt?				
6.1.2.2	Wie werden eingeleitete Maßnahmen auf Wirksamkeit hin überprüft?				
6.1.2.3*	Welche Maßnahmen zur Verbesserung der Patientensicherheit werden umgesetzt?				
6.2.1.1	Werden durch die Organisationsleitung für relevante Funktionen, Bereiche und Prozesse der Organisation Qualitätsziele festgelegt?				
6.2.1.2	Stehen die Qualitätsziele im Einklang mit der Strategie und Politik der Organisation?				
6.2.1.3	Wie werden die Qualitätsziele kommuniziert?				
6.2.1.4	Wie erfolgen Überwachung und Aktualisierung der Qualitätsziele?				
6.2.1.5*	Wie werden bei der Festlegung der Qualitätsziele Qualitätsanforderungen berücksichtigt?				
6.2.1.6*	Werden bei der Festlegung der Qualitätsziele klinische Risiken berücksichtigt?				
6.2.2.1	Wie erfolgt die Planung der Qualitätsziele?				
6.2.2.2	Wie wird das Erreichen der Qualitätsziele bewertet?				

179

11 Anhang

Referenz	Frage	Bemerkungen	Maßnahme?	Verantwortlich?	Bis wann?
6.2.2.3	Welche Maßnahmen werden eingeleitet, wenn Ziele nicht erreicht wurden?				
6.3.1	Wie und durch wen wird Änderungsbedarf am Qualitätsmanagementsystem festgestellt?				
6.3.2	Auf welche Weise werden bei der Planung von Änderungen deren Zweck, mögliche Konsequenzen und Ressourcenbedarf bestimmt?				
7.1.1.1	Auf welche Weise ermittelt die Organisation die für das Qualitätsmanagementsystem benötigten Ressourcen?				
7.1.1.2*	Wie werden bei der Ressourcenplanung klinisches Prozessmanagement, Wissensmanagement und klinisches Risikomanagement berücksichtigt?				
7.1.2.1	Wie werden die für das Qualitätsmanagement erforderlichen personellen Ressourcen ermittelt und bereitgestellt?				
7.1.2.2	Wie wird sichergestellt, für die Durchführung der Prozesse ausreichend Personen verfügbar sind?				
7.1.3.1	Auf welche Weise ermittelt die Organisation die zur Leistungserbringung erforderliche Infrastruktur?				
7.1.3.2	Welche größeren Investitionen in die Infrastruktur wurden im vergangenen Jahr getä-				

11 Anhang

Referenz	Frage	Bemerkungen	Maßnahme?	Verantwortlich?	Bis wann?
	tigt oder befinden sich in der Planung/Umsetzung?				
7.1.3.3	Wie werden erforderliche Infrastrukturinvestitionen im Rahmen der Investitionsplanung berücksichtigt?				
7.1.3.4	Wie werden Instandhaltungs- und Wartungsmaßnahmen geplant und umgesetzt?				
7.1.3.5*	Wie werden Beschaffung, Umgang und Wartung von Medizinprodukten geregelt?				
7.1.3.6*	Wie stellt die Organisation ihre Leistungsfähigkeit beim Ausfall oder Störungen der Infrastruktur sicher?				
7.1.3.7*	Wie werden Notfall- und Krisenpläne erstellt, überprüft und aktualisiert?				
7.1.3.8*	Liegen Ausfallkonzepte kritischer Infrastrukturen (z. B. Strom, Wasser, IT, Kommunikation) vor und werden diese geprobt?				
7.1.4.1	Wie ermittelt die Organisation die Bedingungen der Prozessumgebung, die zur Durchführung der Prozesse notwendig sind, um die gewünschte Produkt- und Servicequalität zu erreichen?				
7.1.4.2	Welche Kriterien, z. B. soziale, psychologische und physikalische Faktoren, werden bei der Gestaltung der Prozessumgebung berücksichtigt?				

11 Anhang

Referenz	Frage	Bemerkungen	Maßnahme?	Verantwortlich?	Bis wann?
7.1.4.3	Wie wird die Einhaltung behördlicher und gesetzlicher Anforderungen an die Prozessumgebung sichergestellt?				
7.1.5.1.1	Wie werden die für das Qualitätsmanagement und die zur Leistungserbringung erforderlichen Mess- und Prüfmittel bestimmt?				
7.1.5.1.2	Wie wird sichergestellt, dass erforderliche Mess- und Prüfmittel zur Verfügung stehen?				
7.1.5.2.1	Wie erfolgt die Überwachung der Mess- und Prüfmittel?				
7.1.5.2.2	Werden die hierzu erforderlichen Messmittel in festgelegten Intervallen oder vor Gebrauch kalibriert oder entsprechend internationaler oder nationaler Messnormalen verifiziert?				
7.1.5.2.3	Werden die Messmittel bei Bedarf justiert oder nachjustiert?				
7.1.5.2.4	Ist an den Messmitteln ihr Kalibrierstatus (z. B. Prüfplakette) erkennbar?				
7.1.5.2.5	Sind Messmittel so gesichert, dass sie vor einer Verstellung, Beschädigung und Verschlechterung während Gebrauch, Instandhaltung und Lagerung geschützt sind?				
7.1.5.2.6	Wie wird vorgegangen, wenn sich herausstellt, dass ein verwendetes Messmittel				

Referenz	Frage	Bemerkungen	Maßnahme?	Verantwortlich?	Bis wann?
	den Anforderungen nicht entsprach und die Gültigkeit der Messergebnisse fraglich ist?				
7.1.5.2.7*	Wie wird die Identität von Patienten überprüft?				
7.1.5.2.8*	Welche Messungen erfolgen im Rahmen von klinischen Prozessen und sind diese rückverfolgbar?				
7.1.6.1	Wie lernt die Organisation?				
7.1.6.2	Wie wird das zur Leistungserbringung erforderliche Wissen ermittelt und im erforderlichen Umfang zur Verfügung gestellt?				
7.1.6.3	Wie wird vorhandenes Wissen geschützt (z. B. Nachfolgeplanung, Vertretungsregelungen)?				
7.1.6.4*	Wie wird sichergestellt, dass sich die klinischen Prozesse an evidenzbasierten Empfehlungen und Best Practices ausrichten?				
7.2.1	Auf welche Weise identifiziert die Organisation die Kompetenzanforderungen ihrer internen und externen Mitarbeiter?				
7.2.2	Wie wird die Erfüllung der erforderlichen Kompetenzanforderungen sichergestellt?				
7.2.3	Wie werden Schulungs- und Qualifizierungsbedarfe ermittelt und umgesetzt?				

11 Anhang

Referenz	Frage	Bemerkungen	Maßnahme?	Verantwortlich?	Bis wann?
7.2.4	Wie werden Erfolg und Wirksamkeit von Schulungs- oder Qualifizierungsmaßnahmen beurteilt?				
7.2.5	Wie wird sichergestellt, dass externe Mitarbeiter (z. B. Honorarkräfte) über die erforderliche Kompetenz verfügen?				
7.2.6	Wie erfolgt die Einarbeitung neuer Mitarbeiter?				
7.2.7	Wie werden Nachweise von Kompetenzen, Schulungen und Qualifizierungsmaßnahmen geführt?				
7.2.8*	Wie wird sichergestellt, dass das gesamte Personal seine Aufgaben unter Berücksichtigung aktueller evidenz- und/oder wissensbasierter Best Practices ausführt?				
7.2.9*	Wie erfolgt die Ausbildung des Personals bezüglich klinischem Risikomanagement und Patientensicherheit?				
7.3.1	Wie werden Mitarbeiter über Qualitätspolitik, Qualitätsziele und das Qualitätsmanagement und dessen Ergebnisse informiert?				
7.3.2	Wie wird Mitarbeitern vermittelt, welche Konsequenzen die Nichteinhaltung von Vorgaben des Qualitätsmanagements haben können?				

Referenz	Frage	Bemerkungen	Maßnahme?	Verantwortlich?	Bis wann?
7.3.3	Wie beeinflusst das Qualitätsmanagementsystem den Mitarbeiter in seinen Tätigkeiten?				
7.3.4	Was hat sich aus Sicht der Mitarbeiter mit Einführung des Qualitätsmanagements verändert?				
7.3.5	Welche Ansprechpartner stehen den Mitarbeitern bei Fragen zum Qualitätsmanagement zur Verfügung?				
7.3.6*	Wie wird den Mitarbeitern ihre Funktion, Rolle und Verantwortlichkeit in klinischen Prozessen vermittelt?				
7.3.7*	Wie werden den Mitarbeitern Aspekte der Patientensicherheit vermittelt?				
7.3.8*	Wie werden die Mitarbeiter zu Patientenrechten und Rechten anderer interessierter Parteien informiert und geschult?				
7.3.9*	Wie wird sichergestellt, dass Bewusstsein auch bei nicht direkt zur Organisation gehörenden Personen, z. B. Dienstleistern, Ehrenamtlichen, gefördert wird?				
7.4.1	Welche Regelungen zur internen und externen Kommunikation werden getroffen?				
7.4.2	Wie wird die Informationsweitergabe im Rahmen der Patientenversorgung sichergestellt?				

11 Anhang

Referenz	Frage	Bemerkungen	Maßnahme?	Verantwortlich?	Bis wann?
7.4.3	Wie erfolgt die Informationsweitergabe an weiter- oder mitbehandelnde Ärzte oder andere Anbieter von Gesundheitsleistungen?				
7.4.4	Welche Regelungen bestehen zur Aufklärung von Patienten?				
7.4.5	Wie werden Mitarbeiter über Aspekte des Qualitätsmanagements informiert?				
7.4.6*	Wie werden Mitarbeiter über Ergebnisse von Risikobeurteilungen informiert?				
7.4.7*	Wie werden Mitarbeiter über Unfälle, Vorkommnisse und Beinahe-Schäden in Kenntnis gesetzt?				
7.4.8*	Wie werden Änderungen an gesetzlichen oder behördlichen Anforderungen bekannt gegeben?				
7.4.9*	Wie werden Mitarbeiter über die Ergebnisse des Qualitätsmanagements, klinischer und anderer Prozesse sowie von Planung und Entwicklung informiert?				
7.5.1.1	Liegt die von der Norm geforderte dokumentierte Information vor?				
7.5.1.2	Wie werden Art und Umfang der von der Organisation als erforderlich betrachteten Dokumentation festgelegt?				

11 Anhang

Referenz	Frage	Bemerkungen	Maßnahme?	Verantwortlich?	Bis wann?
7.5.1.3*	Liegen die Dokumente in einer für die Anwender verständlichen Form und Sprache vor?				
7.5.1.4*	Gibt es eine Übersicht der klinischen und anderen Prozesse?				
7.5.1.5*	Liegen Beschreibungen der klinischen und anderen Prozesse vor?				
7.5.1.6*	Gibt es schriftliche Regelungen zum Umgang mit Risiken in den Prozessen?				
7.5.1.7*	Gibt es schriftliche Regelungen auch in Bezug auf ausgegliederte Prozesse?				
7.5.2.1	Wie werden Dokumentenerstellung und Aktualisierung regelt?				
7.5.2.2	Wie wird sichergestellt, dass QM-Dokumente in angemessener Form und Kennzeichnung vorliegen?				
7.5.2.3*	Wie wird sichergestellt, dass Erstellung, Prüfung und Freigabe von Dokumenten durch Personen mit entsprechenden Kompetenzen erfolgt?				
7.5.2.4*	Wie werden neue oder aktualisierte QM-Dokumente kommuniziert?				
7.5.3.1.1	Wie erfolgt die Lenkung interner und externer Dokumente und Aufzeichnungen?				

11 Anhang

Referenz	Frage	Bemerkungen	Maßnahme?	Verantwortlich?	Bis wann?
7.5.3.1.2	Wie werden Verfügbarkeit und Schutz von Dokumenten sichergestellt?				
7.5.3.2.1	Wie werden im Rahmen der Lenkung Verteilung, Zugriff, Auffindung, Verwendung, Ablage, Speicherung, Überwachung von Änderungen, Aufbewahrung und Verfügung geregelt?				
7.5.3.2.2*	Wie wird im Rahmen der Dokumentenlenkung die Einhaltung gesetzlicher Anforderungen (z. B. Datenschutz) gewährleistet?				
7.5.3.2.3*	Wie wird sichergestellt, dass Belegschaft und externe Anbieter Zugang zu relevanten Informationen haben, die im Rahmen der Leistungserbringung benötigt werden?				
7.5.3.2.4*	Wie wird sichergestellt, dass alle für die derzeitige und künftige Behandlung wesentlichen Maßnahmen und Ergebnisse, sowie Arztbriefe, Bestandteil der Patientenakte sind?				
8.1.1	Auf welche Weise plant und steuert die Organisation die zur Patientenversorgung oder Erbringung anderer Dienstleistungen erforderlichen Prozesse?				
8.1.2	Wie erfolgt die Steuerung ausgegliederter Prozesse?				

Referenz	Frage	Bemerkungen	Maßnahme?	Verantwortlich?	Bis wann?
8.1.3	Werden im Rahmen der Planung geltende Anforderungen und relevante Qualitätsaspekte* berücksichtigt?				
8.1.4	Wie wird der erforderliche Ressourcenbedarf zur Leistungserbringung im Rahmen der Planung berücksichtigt?				
8.1.5	Werden Kriterien zur Steuerung von Prozessen festgelegt?				
8.1.6	Wie wird gewährleistet, dass die erforderliche dokumentierte Information bestimmt, aufrechterhalten und aufbewahrt wird (Vorgabedokumente und Nachweisdokumente)?				
8.1.7	Wie wird bei Änderungen sichergestellt, dass diese zu keinen nachteiligen Auswirkungen führen?				
8.1.8*	Wie werden im Rahmen der Planung Chancen und Risiken berücksichtigt, um sicherzustellen, das klinische und andere Prozesse die relevanten Qualitätsanforderungen erfüllen?				
8.2.1.1	Wie informiert die Organisation über ihre Leistungen und Angebote?				
8.2.1.2	Welche Regelungen bestehen zur Patientenaufklärung?				
8.2.1.3	Auf welche Weise werden Anfragen, Verträge und Aufträge bearbeitet?				

11 Anhang

Referenz	Frage	Bemerkungen	Maßnahme?	Verantwortlich?	Bis wann?
8.2.1.4	Wie erfolgt der Umgang mit Lob oder Beschwerden?				
8.2.1.5	Welche Regelungen bestehen zum Umgang mit Patienteneigentum, Leihgeräten, -materialien oder dem Eigentum externer Dienstleister?				
8.2.1.6	Welche Regelungen gibt es zum Notfall- und Krisenmanagement?				
8.2.1.7*	Wie wird die Kommunikation mit Patientenvertretern/-organisationen geregelt?				
8.2.1.8*	Wie erfolgt die Kommunikation mit anderen relevanten interessierten Parteien?				
8.2.1.9*	Wie werden Patienten und andere interessierte Parteien über neue Prozesse informiert?				
8.2.1.10*	Wie werden Fehler, Beinahe-Schäden, Vorkommnisse und unerwünschte Ereignisse kommuniziert?				
8.2.2.1	Auf welche Weise überprüft die Organisation, welche gesetzlichen, behördlichen und organisationsspezifischen Anforderungen im Rahmen der Leistungserbringung zu erfüllen sind?				
8.2.2.2	Wie wird sichergestellt, dass die Organisation diese auch tatsächlich erfüllen kann?				

11 Anhang

Referenz	Frage	Bemerkungen	Maßnahme?	Verantwortlich?	Bis wann?
8.2.2.3*	Wie werden die Qualitätsanforderungen in Bezug auf die Qualitätsaspekte berücksichtigt?				
8.2.2.4*	Wie wird der Stand des Wissens berücksichtigt?				
8.2.2.5*	Wie werden die Anforderungen der relevanten interessierten Parteien, beispielsweise Kostenträgern, Kooperationspartnern berücksichtigt?				
8.2.3.1	Wie wird überprüft, ob die Organisation in der Lage ist, ihre Leistungen entsprechend den gestellten Anforderungen zu erbringen?				
8.2.3.2	Wie wird vor Terminvergabe oder Aufnahme eines Patienten überprüft, ob die Einrichtung die Leistungen erbringen kann?				
8.2.3.3	Wie wird vorgegangen, wenn Unterschiede zwischen den Anforderungen im Vertrag/Auftrag und eventuell früher festgelegten Anforderungen auftreten?				
8.2.4.1	Wie stellt die Organisation sicher, dass geänderte Anforderungen den Mitarbeitern bekannt und Dokumente entsprechend geändert werden?				
8.3.1.1	Wie hat die Organisation ihren Entwicklungsprozess festgelegt, wie wird dieser umgesetzt und aufrechterhalten?				

191

11 Anhang

Referenz	Frage	Bemerkungen	Maßnahme?	Verantwortlich?	Bis wann?
8.3.1.2	Wie werden im Rahmen der Entwicklungsplanung die folgenden Aspekte berücksichtigt: • Art, Dauer und Umfang der Entwicklungstätigkeiten? • einzelne Prozessschritte oder -phasen? • durchzuführende Tätigkeiten im Rahmen der Entwicklungsverifizierung und Entwicklungsvalidierung? • Verantwortlichkeiten und Befugnisse? • erforderlicher Ressourcenbedarf? • Schnittstellen im Entwicklungsprozess? • Einbindung von Kunden und Anwendern und deren Anforderungen? • Anforderungen an die Leistungserbringung? • Dokumentationsanforderungen?				
8.3.2.2*	Wie werden in klinischen Prozessen die einzelnen Entwicklungsschritte hinsichtlich ihres Risikos beurteilt?				
8.3.3.1	Wie werden bei der Entwicklung eines Produktes/einer Dienstleistung die Anforderungen an Entwicklungseingaben, wie Leistungsanforderungen, gesetzliche und behördliche Anforderungen, Erkenntnisse aus vorangegangenen Entwicklungen, Fehlermöglichkeiten berücksichtigt?				
8.3.3.2*	Wie werden der Entwicklung neuer Leistungen Gesundheitsbedarfe der Bevölkerung, historische Informationen, sowie ethische				

Referenz	Frage	Bemerkungen	Maßnahme?	Verantwortlich?	Bis wann?
	Grundsätze und gesellschaftliche Belange berücksichtigt?				
8.3.4.1	Welche Steuerungsmaßnahmen (Überprüfung, Verifizierung, Validierung) werden im Rahmen der Entwicklung neuer Produkte und Dienstleistungen durchgeführt?				
8.3.4.2	Welche Maßnahmen erfolgen bei festgestellten Problemen im Entwicklungsprozess?				
8.3.5.1	Auf welche Weise werden während und am Ende des Entwicklungsprozesses die Entwicklungsergebnisse bewertet?				
8.3.5.2	Wie werden im Rahmen der Entwicklungsbewertung berücksichtigt: • Erfüllung der in den Entwicklungseingaben enthaltenen Anforderungen • Eignung für die sich anschließenden Prozessen • Anforderungen an Überwachung und Messungn • festgelegter Zweck?				
8.3.6.1	Wie regelt die Organisation Änderungen im Entwicklungsprozess?				
8.3.6.2	Wie wird bei Entwicklungsänderungen sichergestellt, dass hieraus keine nachteilige Wirkung auf die Konformität mit den Anforderungen entsteht?				

11 Anhang

Referenz	Frage	Bemerkungen	Maßnahme?	Verantwortlich?	Bis wann?
8.3.6.3	Wer darf Entwicklungsänderungen durchführen?				
8.3.6.4	Wie werden Entwicklungsänderungen, Ergebnissen von Überprüfungen und Autorisierung der Änderungen dokumentiert?				
8.4.1.1	Wie stellt die Organisation sicher, dass extern bereitgestellte Prozesse, Produkte und Dienstleistungen gesetzlichen und den Anforderungen der Organisation entsprechen?				
8.4.1.2	Welche Steuerungsmaßnahmen werden zur Überwachung von externen Prozessen, Produkten und Dienstleistungen durchgeführt?				
8.4.1.3	Wie erfolgen Auswahl und Bewertung von Lieferanten und externen Dienstleistern?				
8.4.1.4	Welche dokumentierten Nachweise zur Auswahl, Bewertung und Überwachung von Lieferanten und externen Dienstleistern werden geführt?				
8.4.1.5*	Werden für ausgelagerte Prozesse Risikoanalysen durchgeführt?				
8.4.1.6*	Werden die Steuerungsmaßnahmen für ausgelagerte Prozesse risikobasiert geplant und durchgeführt?				
8.4.2.1	Wie werden Art und Umfang der Steuerung von externen Prozessen, Produkten und Dienstleistungen festgelegt und umgesetzt?				

Referenz	Frage	Bemerkungen	Maßnahme?	Verantwortlich?	Bis wann?
8.4.2.2*	Wie wird externes oder vertraglich gebundenes Personal in die Steuerungsmaßnahmen einbezogen?				
8.4.3.1	Wie werden Anforderungen an Prozesse/Produkte/Dienstleistern externen Anbietern mitgeteilt?				
8.4.3.2	Wie werden in Aufträgen und Verträgen Anforderungen – sofern erforderlich – berücksichtigt: • Genehmigung von Produkten, Dienstleistungen, Methoden, Prozessen und Ausrüstung? • Freigabe von Produkten und Dienstleistungen? • Anforderungen an die Kompetenz und Qualifikation des eingesetzten Personals? • Anforderung an das Qualitäts- und Risikomanagement des Lieferanten/Dienstleisters? • Geplante Verifizierungs- oder Validierungstätigkeiten beim externen Anbieter?				
8.5.1.1	Wie stellt die Organisation sicher, dass die Prozesse unter beherrschten Bedingungen durchgeführt werden?				
8.5.1.2	Wie wird sichergestellt, dass die für die Leistungserbringung erforderlichen Regelungen				

11 Anhang

Referenz	Frage	Bemerkungen	Maßnahme?	Verantwortlich?	Bis wann?
	(Standards, Arbeitsanweisungen, Checklisten i.a.) zur Verfügung stehen?				
8.5.1.3	Wie wird sichergestellt, dass die zur Leistungserbringung erforderliche Ausstattung und Materialien verfügbar sind?				
8.5.1.4	Wie wird sichergestellt, dass die Personen die zur Leistungserbringung erforderliche Kompetenz und Qualifikation besitzen?				
8.5.1.5	Wie erfolgt die Prozessvalidierung?				
8.5.1.6	Wie wird bei der Validierung der Prozesse ihre Eignung, das geplante Ergebnis zu erreichen, beurteilt?				
8.5.1.7	Wie werden Kontrollen und Messungen durchgeführt?				
8.5.1.8	Wie werden Ergebnisse der Prozessvalidierung, Kontrollen und Messungen zur Prozessverbesserung genutzt?				
8.5.1.9	Welche Maßnahmen werden zur Vermeidung menschlicher Fehler ergriffen?				
8.5.1.10	Wie erfolgen Freigaben im Rahmen der Leistungserbringung?				
8.5.1.11	Wie werden Tätigkeiten nach der Leistungserbringung festgelegt und durchgeführt?				
8.5.2.1	Welche Vorgaben und Regelungen hat die Organisation zur Dokumentation von Dia-				

11 Anhang

Referenz	Frage	Bemerkungen	Maßnahme?	Verantwortlich?	Bis wann?
	gnostik-, Behandlungs-, und anderen klinischen Prozessen getroffen?				
8.5.2.2	Wie wird anhand der Dokumentation der Verlauf und das Ergebnis von klinischen Prozessen abgebildet?				
8.5.2.3	Ist bei der klinischen Dokumentation die Identität der einzelnen Patienten nachvollziehbar?				
8.5.2.4	Wie wird sichergestellt, dass handelnde Personen jederzeit nachvollziehbar sind?				
8.5.2.5	Wie wird die Erfüllung gesetzlicher Anforderungen in Bezug auf Rückverfolgbarkeit gewährleistet?				
8.5.2.6	Wie wird mittels der Dokumentation die Kontinuität der Versorgung sichergestellt?				
8.5.3.1	Welche Regelungen zum Umgang mit Fremdeigentum hinsichtlich Aufbewahrung, Kennzeichnung, Schutz werden getroffen?				
8.5.3.2	Wie werden patientenbezogene Daten geschützt?				
8.5.3.3*	Wie wird Patienteneigentum nach dem Tod des Patienten gesichert und an die Erben ausgehändigt?				
8.5.4.1	Wie wird sichergestellt, dass die Lagerung von Medikamenten und Verbrauchsgütern				

197

11 Anhang

Referenz	Frage	Bemerkungen	Maßnahme?	Verantwortlich?	Bis wann?
	gemäß vorgegebener Lagerungsbedingungen erfolgt?				
8.5.4.2	Welche Regelungen gibt es zum Umgang und Transport mit Labor- oder anderem Probenmaterial im Hinblick auf Kennzeichnung, Handhabung, Verpackung und Schutz?				
8.5.4.3	Welche Regelungen gibt es zum Patiententransport?				
8.5.4.4	Wie werden Patienten vor Selbst- und Fremdgefährdung geschützt?				
8.5.5.1	Wie werden von der Organisation Entlassmanagement und poststationäre Versorgung geregelt?				
8.5.5.2	Wie ist die Vorgehensweise bei Zustandsverschlechterung eines Patienten nach Entlassung?				
8.5.5.3	Wie erfolgt der Umgang mit Befunden und Ergebnissen, die nach Entlassung des Patienten vorliegen?				
8.5.6.1	Wie erfolgen Änderungen an Prozessen und Leistungen, wenn die gewünschten Ergebnisse nicht erreicht werden?				
8.5.6.2	Wer darf Änderungen an Prozessen und/oder der Patientenbehandlung vornehmen?				

11 Anhang

Referenz	Frage	Bemerkungen	Maßnahme?	Verantwortlich?	Bis wann?
8.5.6.3	Wie wird der Erfolg von vorgenommenen Änderungen überprüft?				
8.5.6.4	Wie werden vorgenommene Änderungen und Überprüfungen dokumentiert?				
8.5.6.5*	Wie werden Änderungen an Diagnostik und/oder Therapie in der Patientenakte dokumentiert?				
8.6.1	Wie ist die Freigabe von Befunden, Laborwerten, Arztbriefen geregelt?				
8.6.2	Nach welchen Kriterien wird über die Verlegung von Patienten oder deren Entlassung durch wen entschieden?				
8.6.3	Wie werden Entscheidungen zur Freigabe, Verlegung oder Entlassung dokumentiert?				
8.7.1.1	Wie stellt die Organisation sicher, dass ein fehlerhaftes Ergebnis (Produkt oder Dienstleistung) gekennzeichnet wird, um eine unbeabsichtigte weitere Verwendung zu verhindern?				
8.7.1.2	Wie werden Verantwortlichkeiten und Befugnisse, sowie Maßnahmen im Zusammenhang mit fehlerhaften Ergebnissen geregelt?				
8.7.1.3	Gibt es Regelungen zum Umgang mit Sonderfreigaben?				

11 Anhang

Referenz	Frage	Bemerkungen	Maßnahme?	Verantwortlich?	Bis wann?
8.7.1.4	Wie werden Komplikationen, Stürze, Dekubitus-Fälle, Beschwerden erfasst und bearbeitet?				
8.7.1.5	Welche Regelungen gibt es im Umgang mit Schadensfällen?				
8.7.1.6	Welche Maßnahmen werden ergriffen, wenn ein fehlerhaftes Ergebnis erst im Anschluss an die Leistungserbringung, beispielsweise nach Entlassung des Patienten, festgestellt wird?				
8.7.2.1	Wie erfolgt die Dokumentation von fehlerhaften Ergebnissen, eingeleiteten Maßnahmen und deren Ergebnissen?				
8.7.2.2*	Wie wird der Umgang mit gesetzlich verpflichtenden Meldungen geregelt?				
8.7.2.3*	Wie werden Beinahe-Schäden, Vorkommnisse und unerwünschte Ereignisse erfasst?				
9.1.1.1	Welche Mess- und Prüftätigkeiten werden durch die Organisation durchgeführt?				
9.1.1.2	Welche Nachweise zu durchgeführten Mess- und Prüftätigkeiten liegen vor?				
9.1.1.3	Auf welche Weise bewertet die Organisation die Leistung und die Wirksamkeit des Qualitätsmanagementsystems?				

Referenz	Frage	Bemerkungen	Maßnahme?	Verantwortlich?	Bis wann?
9.1.1.4	Wie wird überprüft, ob Kennzahlen/Leistungsindikatoren/Qualitätsindikatoren geeignet sind?				
9.1.1.5	Wie wird sichergestellt, dass nur überprüfte und kalibrierte Messmittel eingesetzt werden?				
9.1.1.6*	Wie werden die Ergebnisse klinischer Prozesse überwacht und gemessen?				
9.1.1.7*	Welche Maßnahmen erfolgen zur Verbesserung der Patientensicherheit?				
9.1.1.8*	Wie werden Risikobewertungen durchgeführt?				
9.1.2.1	Wie wird die Zufriedenheit der Kunden mit den Leistungen der Organisation überwacht?				
9.1.2.2	Welche Methoden wurden zur Erfassung der Kundenzufriedenheit festgelegt?				
9.1.2.3	Wie werden die Ergebnisse zur Kundenzufriedenheit ausgewertet und zur kontinuierlichen Verbesserung genutzt?				
9.1.2.4*	Werden die Wahrnehmungen von Patienten und anderen interessierten Parteien (Angehörigen oder Verwandten) erfasst?				
9.1.3.1	Auf welche Weise werden durch die Organisation geeignete Daten und Informationen ermittelt, erfasst und analysiert, um die				

11 Anhang

Referenz	Frage	Bemerkungen	Maßnahme?	Verantwortlich?	Bis wann?
	Eignung des QM-Systems zu beurteilen und Bereiche zu entdecken, in denen ständige Verbesserungen der Wirksamkeit des QM-Systems vorgenommen werden können?				
9.1.3.2	Werden auch Daten analysiert, die aus anderen relevanten Quellen (z. B. externe Qualitätssicherung) gewonnen wurden?				
9.1.3.3	Gibt es eine Analyse zur Kunden-/Patienten-/Angehörigenzufriedenheit?				
9.1.3.4	Gibt es eine Analyse zur Erfüllung der Qualitätsanforderungen an Produkte Dienstleistungen, klinische Prozesse?				
9.1.3.5	Gibt es eine Analyse zu externen Dienstleistern/Lieferanten?				
9.1.3.6	Gibt es eine Analyse zur Wirksamkeit von Maßnahmen im Umgang mit Chancen und Risiken?				
9.1.3.7	Welche konkreten Maßnahmen wurden aus den Analysen abgeleitet?				
9.1.3.8*	Gibt es Auswertungen zu Klinischen Risiken, Schäden, CIRS-Meldungen?				
9.2.1.1	Verfügt die Organisation über einen internen Auditprozess, der geeignet ist, die Konformität des Qualitätsmanagementsystems mit der DIN EN ISO 9001/DIN EN 15224 und den von der Organisation festgelegten Regelungen zu bewerten?				

Referenz	Frage	Bemerkungen	Maßnahme?	Verantwortlich?	Bis wann?
9.2.2.1	Verfügt die Organisation über ein Auditprogramm/Auditprogramme?				
9.2.2.2	Werden für jedes Audit Auditkriterien und Auditumfang festgelegt?				
9.2.2.3	Wie erfolgen Auswahl von Bereichen, Prozessen und Auditkriterien?				
9.2.2.4	Werden bei der Auswahl Ergebnisse vorheriger Audits berücksichtigt?				
9.2.2.5	Wie werden Qualifikation, Objektivität und Unparteilichkeit der Auditoren sichergestellt?				
9.2.2.6	Wie werden Auditergebnisse an die zuständige Leitung berichtet?				
9.2.2.7	Werden notwendige Korrekturen und Korrekturmaßnahmen ohne ungerechtfertigte Verzögerung ergriffen und auf Wirksamkeit überprüft?				
9.2.2.8	Wie werden Auditberichte erstellt, verteilt, kommuniziert und archiviert?				
9.2.2.9	Wie werden Maßnahmenpläne erstellt, verteilt und kommuniziert?				
9.3.1.1	Wird das QM-System durch die Organisationsleitung in geplanten Abständen im Hinblick auf seine Eignung, Angemessenheit und Wirksamkeit bewertet?				

11 Anhang

Referenz	Frage	Bemerkungen	Maßnahme?	Verantwortlich?	Bis wann?
9.3.1.2	Wie erfolgt die Angleichung des QM-Systems an die strategische Ausrichtung der Organisation?				
9.3.1.3	Werden auch Möglichkeiten für Verbesserungen und der Änderungsbedarf des QM-Systems, der Qualitätspolitik und Qualitätsziele bewertet?				
9.3.1.4	Gibt es Aufzeichnungen über die Managementbewertungen?				
9.3.2.1	Welche Informationen werden in die Managementbewertung einbezogen?				
9.3.3.1	Werden als Ergebnis der Managementbewertung Entscheidungen und Maßnahmen zur Verbesserung des QM-Systems und seiner Prozesse festgelegt?				
9.3.3.2	Wird der zur Maßnahmenumsetzung erforderliche Ressourcenbedarf festgestellt?				
9.3.3.3*	Wie erfolgt die Umgestaltung von Prozessen auf Grundlage neuer Erkenntnisse oder geänderter Anforderungen?				
10.1.1	Wie werden Verbesserungspotenziale für die Organisation identifiziert?				
10.1.2	Wie werden Verbesserungsprojekte geplant und umgesetzt?				

11 Anhang

Referenz	Frage	Bemerkungen	Maßnahme?	Verantwortlich?	Bis wann?
10.1.3	Welche konkreten Projekte haben zur Verbesserung des Qualitätsmanagementsystems, Prozessen oder Leistungen geführt?				
10.2.1.1	Wie geht die Organisation mit Fehlern, Beschwerden, unerwünschten Ereignissen um?				
10.2.1.2	Werden, sofern erforderlich, Sofortmaßnahmen eingeleitet?				
10.2.1.3	Wie werden Fehler, Beschwerden und unerwünschte Ereignisse hinsichtlich Ursachen, Auswirkungen und Wiederauftretenswahrscheinlichkeiten analysiert?				
10.2.1.4	Werden Maßnahmen zur Beseitigung von Fehlerursachen, zur Prävention von Fehlern, Beschwerden und unerwünschten Ereignissen umgesetzt?				
10.2.1.5	Werden, sofern erforderlich, Veränderungen am Qualitätsmanagementsystem vorgenommen?				
10.2.1.6	Wie werden durchgeführte Korrekturmaßnahmen auf Wirksamkeit überprüft?				
10.2.1.7	Wie fließen Fehler, Beschwerden und unerwünschte Ereignisse in Risikobewertungen ein?				
10.2.1.8*	Wie werden Patienten über eingetretene Fehler, Auswirkungen, Konsequenzen und Korrekturmaßnahmen informiert?				

11 Anhang

Referenz	Frage	Bemerkungen	Maßnahme?	Verantwortlich?	Bis wann?
10.2.1.9*	Wie wird die durchgeführte Patienteninformation in der Patientenakte dokumentiert?				
10.2.2.1	Welche Aufzeichnungen zu Korrekturmaßnahmen und deren Ergebnisse werden von der Organisation geführt?				
10.2.2.2*	Wie fließen erfolgte Korrekturmaßnahmen in das klinische Risikomanagement ein?				
10.3.1	Auf welche Weise werden Maßnahmen zur Verbesserung identifiziert und umgesetzt?				
10.3.2	Welche konkreten Verbesserungsprojekte wurden innerhalb des letzten Jahres umgesetzt?				

Glossar

Akkreditierung
Verfahren, in welchem eine Zertifizierungsstelle gegenüber einer unabhängigen Akkreditierungsstelle nachweist, dass sie ihre Tätigkeiten kompetent, entsprechend gesetzlicher und normativer Anforderungen auf vergleichbarem Niveau erbringt.

Audit
Systematischer, unabhängiger und dokumentierter Prozess zum Erlangen von Auditnachweisen und zu deren objektiver Auswertung, um zu bestimmen, inwieweit Auditkriterien erfüllt sind (DIN EN ISO 9000:2015, 3.13.7).
- **Externes Audit**
  Audit, das z. B. durch Kunden oder externe unabhängige Organisationen, z. B. eine Zertifizierungsstelle, durchgeführt wird
- **Internes Audit**
  Audit, das von oder im Namen der Organisation durchgeführt wird
- **Qualitätsaudits**
  werden durchgeführt, um die Funktionsfähigkeit des Qualitätsmanagementsystems zu überprüfen

Der Begriff Audit leitet sich von dem lateinischen Wort »audire« (= hören) ab. Bei einem Audit befragt eine damit beauftragte Person (der »Auditor«) die Mitarbeiter nach ihrer Vorgehensweise bei ihrer Arbeit und nimmt ggf. Einsicht in Nachweisdokumente. Hierbei wird anhand von Stichproben überprüft, ob die Prozesse der Organisation festgelegt sind, ob diese Festlegungen den Normenvorgaben entsprechen und ob die tatsächlich durchgeführten Vorgehensweisen mit den schriftlichen Festlegungen übereinstimmen.

Balanced Scorecard (BSC)
Ein von Kaplan und Norton 1990 beschriebenes kennzahlengestütztes Managementsystem, das dazu dient, strategische Ziele einer Organisation mittels Messgrößen abzubilden. Die Perspektiven (Finanzen, Kunden, Prozess, Lernen und Innovation) werden in der Regel mit jeweils vier bis fünf Kennzahlen dargestellt, um so eine einseitige Ausrichtung auf rein finanzielle, einfach messbare Ziele zu vermeiden.

CEN
Comité Européen de Normalisation. Europäische Normenbehörde – zuständig für die Zulassung als Europäische Norm (EN).

CIRS (Critical Incident Reporting System)
Berichts- und Lernsystem zur Erfassung von kritischen Ereignissen/Beinaheschäden. Je mehr Zwischenfälle erfasst werden, desto größer wird die Chance, Schwachstellen oder Verbesserungsbereiche der Einrichtung zu erkennen und durch geeignete Maßnahmen zu beseitigen. Zielsetzung ist es, durch das Aufdecken und die Beseitigung von Schwachstellen oder Fehlerquellen das Auftreten tatsächlicher Fehler mit Patientenschaden zu vermeiden.

DIN
Deutsches Institut für Normung e. V. – verantwortlich für die Normungsarbeit in Deutschland, autorisiert durch einen Vertrag mit der Bundesrepublik Deutschland.

Effektivität (Wirksamkeit)
Ausmaß, in dem geplante Tätigkeiten verwirklicht und geplante Ergebnisse erreicht werden (DIN EN ISO 9000:2015, 3.7.11).

Effizienz
Verhältnis zwischen eingesetzten Ressourcen und erzieltem Ergebnis (Aufwand/Nutzen).

ICF – International Classification for Functioning Disability and Health
Fach- und länderübergreifende einheitliche und standardisierte Sprache zur Beschreibung des funktionalen Gesundheitszustandes, der Behinderung, der sozialen Beeinträchtigung und der relevanten Umgebungsfaktoren eines Menschen. Mit der ICF können die bio-psycho-sozialen Aspekte von Krankheitsfolgen unter Berücksichtigung der Kontextfaktoren systematisch erfasst werden.

Interessierte Partei
Anspruchsgruppe, Person oder Organisation, die eine Entscheidung oder Tätigkeit beeinflussen kann, die davon beeinflusst sein kann, oder die sich davon beeinflusst fühlen kann (DIN EN ISO 9000:2015, 3.2.3).
Zu unterscheiden sind externe und interne Anspruchsgruppen. Zu den externen interessierten Parteien zählen beispielsweise Patienten und ihre Angehörigen, Krankenkassen, MDK, Kooperationspartner, Medizinische Versorgungszentren, einweisende niedergelassene Ärzte Rehabilitationseinrichtungen, andere Krankenhäuser, Pflegedienste/-heime, Aufsichtsbehörden. Zu den internen interessierten Parteien zählen beispielsweise Krankenhausleitung, Mitarbeiter.

ISO
The International Organization for Standardization – Internationale Organisation für Normung. Weltweite Vereinigung nationaler Normungsinstitute (ISO-Mitgliedskörperschaften).

Die Länder der Europäischen Union müssen ISO-Normen übernehmen, wenn das CEN der ISO-Norm zustimmt.

Klinisches Risiko
Nach DIN EN 15224:2017, 0.1.6, ist dies jedes Risiko, das negative Auswirkungen auf die Ergebnisse irgendeines der Qualitätsaspekte für die Gesundheitsversorgung haben könnte.

Kunde
Organisation oder Person, die ein Produkt/eine Dienstleistung empfängt oder empfangen könnte (DIN EN ISO 9000:2015, 3.2.4).
Ein Kunde kann hierbei der Organisation selbst angehören (= **interner Kunde**) oder ein Außenstehender sein (= **externer Kunde**).
Beispiel für einen internen Kunden wäre eine Abteilung (z. B. Chirurgie), die von einer anderen Abteilung eines Krankenhauses (z. B. Labor, Röntgen) eine Dienstleistung erhält.

Kundenorientierung
Die Ausrichtung der Organisation an den Anforderungen ihrer Kunden, deren Bedürfnissen und Erwartungen. Ein Kunde ist dabei jeder, ob intern oder extern, der von einer Organisation Leistungen empfängt.

Managementsystem
Satz zusammenhängender oder sich gegenseitig beeinflussender Elemente einer Organisation, um Politiken, Ziele und Prozesse zum Erreichen dieser Ziele festzulegen. Ein Managementsystem kann dabei eine oder mehrere Disziplinen umfassen, z. B. Qualitätsmanagement, Risikomanagement, Compliancemanagement (DIN EN ISO 9000:2015, 3.5.3).

Norm
Im Umfeld des Qualitätsmanagements versteht man hierunter ein im Konsens erstelltes Dokument, das von einer anerkannten Stelle angenommen wurde, welches für die allgemeine und wiederkehrende Anwendung Regeln, Leitlinien und Merkmale für Tätigkeiten oder deren Ergebnisse festlegt.

Prozess
Satz zusammenhängender oder sich gegenseitig beeinflussender Tätigkeiten, der Eingaben zum Erzielen eines vorgesehenen Ergebnisses, Produktes oder Dienstleistung verwendet (DIN EN ISO 9000:2015, 3.4.1).

Prozesskennzahlen
Um die Qualität und Leistungsfähigkeit eines Arbeitsablaufes festzustellen, benötigt man eine messbare Größe, die in regelmäßigen Abständen überprüft wird. Diese Größe wird als Kennzahl oder Leistungsindikator bezeichnet. Diese können zur Messung und Bewertung der qualitativen oder quantitativen Leistungen eines Prozesses eingesetzt werden.

Prozessorientierung
Die Norm DIN EN ISO 9001:2015 zeichnet sich durch Prozessorientierung aus. Hierunter versteht man die Grundhaltung in einem Unternehmen, die gesamte Leistungserbringung als eine Abfolge von Prozessen zu betrachten. Zielsetzung der Prozessorientierung ist die Steigerung von Effizienz, Effektivität und Qualität durch eine ständige Verbesserung der Prozesse. Es wird nicht nur die Qualität des erzielten Ergebnisses kontrolliert und beurteilt, sondern auch die hierfür erforderlichen Prozesse, die klar definiert und kontrollierbar sein müssen. Wichtig ist zudem die Ausrichtung der Prozesse an den Kundenanforderungen und Einbezug der Mitarbeiter aller Hierarchieebenen.

Qualität
Der Grad, in welchem ein Produkt oder eine Dienstleistung definierte Anforderungen, die sogenannten Qualitätsmerkmale, erfüllt (in Anlehnung an DIN EN 9000:2015, 3.6.2).

Qualitätsmanagementsystem
Teil eines Managementsystems bezüglich der Qualität (DIN EN ISO 9000: 2015, 3.5.4).

Risiko
Bedauerlicherweise gibt es für »Risiko« keine einheitliche Definition. Die Definitionen unterscheiden sich je nach Regelwerk – allerdings geringfügig.
Die DIN EN ISO 9000:2015 definiert Risiko als »Auswirkung von Ungewissheit« (3.7.5).
Die Risikomanagementnorm DIN EN ISO 31000:2018 definiert Risiko als »Auswirkung von Unsicherheit auf Ziele«. Dabei stellt eine Auswirkung eine Abweichung vom Erwarteten dar. Diese Abweichung kann positiv, negativ oder beides sein.
In dem Österreichischen Risikomanagement Regelwerk, der ONR 49000:2014, findet sich die umfassenste Definition von Risiko. Risiko wird dort definiert als »Auswirkung von Unsicherheit auf Ziele, Tätigkeiten und Anforderungen«. (ONR 49000:2014, 2.1.11)
Die DIN EN 15224:2017 verwendet die Definition der DIN ISO 31000.

Risikomanagement
Prozesse und Verhaltensweisen, die darauf ausgerichtet sind, eine Organisation bezüglich Risiken zu steuern. Die Umsetzung des Risikomanagements führt zu einer Risikokultur (ONR 49000:2014, 2.2.25).

Validierung
Bestätigung durch Bereitstellung eines objektiven Nachweises, dass die Anforderungen für einen spezifischen beabsichtigten Gebrauch oder eine spezifische beabsichtigte Anwendung erfüllt worden sind (DIN EN ISO 9000:2015, 3.8.13).
Während die Verifizierung prüft, ob ein Produkt richtig hergestellt wird oder ein Leistung entsprechend der Leistungsbeschreibung erbracht wird, bezieht sich die

Validierung auf die spezifischen Erwartungen des Kunden gemäß der Fragestellung: »Erbringen wir die richtige Leistung?«

Verifizierung
Bestätigung durch Bereitstellung eines objektiven Nachweises, dass festgelegte Anforderungen erfüllt worden sind (DIN EN ISO 9000:2015, 3.8.12).
Zielsetzung der Verifizierung ist es festzustellen, ob spezifizierte Anforderungen erfüllt sind, stimmen beispielsweise die Entwicklungsergebnisse mit den theoretischen Anforderungen, den Entwicklungseingaben, überein. Verifizierung bedeutet allerdings nicht, dass ein Prozess, Produkt oder eine Leistung fehlerfrei ist, da die Spezifikation selbst schon fehlerhaft sein kann.

Wissensmanagement
Erwerb, Entwicklung, Transfer, Speicherung und Nutzung von Wissen, dabei entsteht Wissen durch die Verknüpfung von Informationen mit vorhandenem Vorwissen.

Verfahren
Bei einem Verfahren handelt es sich um eine festgelegte Art und Weise, wie eine Tätigkeit oder ein Prozess auszuführen ist (nach DIN EN ISO 9000:2015, 3.4.5).

Zertifizierung
Verfahren, in dem ein unparteiischer Dritter schriftlich (Zertifikat) bestätigt, dass ein Erzeugnis, ein Verfahren, eine Dienstleistung oder eine Organisation in ihrer Gesamtheit vorgeschriebene Anforderungen erfüllt. Überprüft wird hierbei die Übereinstimmung (Konformität) mit einem vorgegebenen Standard (Norm).